内臓脂肪が落ちる本

気持ちいいほど

1週間で体が変わる！

よこはま土田メディカルクリニック院長
土田 隆●監修

はじめに

私がまだ子どもの頃、近所で一緒に遊ぶ子どもたちはやせている子が多かったと思います。小学校に上がる頃には、たまにぽっちゃりしている子もいましたが、それも少数でした（現在は、子どもの肥満が問題になっていますが……）。

ところがそれから月日が経ち、大学に上がる頃には、恰幅《かっぷく》のいい友達も多くなり、それが時代の背景を意味するものだと思っていました。

その昔、日本は決して豊かな国ではなかったので、飽食などという風潮はほとんどなかったのですが、文化の発展とともに食生活も生活様式も大きく変わり、2000年代になって日本でもようやく肥満の問題が取り上げられるようになってきたのです。

これは肥満自体がさまざまな病気の原因のひとつであるということがクローズアップされたからなのですが、実際はそれよりはるか昔から海外では肥満、とりわけ内臓脂肪が多くの疾患の発生に関与していることがわかっていたのです。

日本でも、「肥満は健康を害する」「食生活を見直せ」「運動しろ」と、さまざまなアピールがされるようになります。でも一方で、テレビや雑誌では盛んにおいしいものの話題が取り上げられ、より楽ちんに生活できるような商品が開発されていくというのが実際のところでした。

やせろといいつつやせにくい環境を提供しているのですから、肥満を改善して内臓脂肪を減らすというのは、簡単なことではなくなってしまっていたのですね。

私自身は脳外科医という立場から、脳血管障害の治療に日夜取り組んでいたのですが、多忙のあまり体調を崩してしまいました。そんな中で、脳血管障害の原因のひとつである内臓脂肪を少しでも減らせれば、障害や生命のリスクを伴う疾患の発生を少しでも減らせるのではと考え、当時では珍しかった肥満外来を開設したのです。

確かに、内臓脂肪を減らすために食の誘惑に打ち勝ち、モチベーションを維持するのにはかなりの努力を強いられます。ですが、その結果、重篤な疾患の発生を抑えられる可能性が上がるのであれば、その努力は決して無駄なものではないと思います。

こんな時代ですから、減量して内臓脂肪を減らすのは決して楽にできるものではありません。そういった意味で、継続するためには無理なく楽しく、そして効果の見える方法が必要です。

これまでも生活に取り入れやすい内臓脂肪を減らす方法をさまざま考え

てまいりましたが、実践できるかできないかは個人個人のライフスタイルとの整合性で決まると思います。ご自分にマッチした方法が必ずあると思います。投げ出さず継続していきましょう。

これから先、健康な日々を送るために、少しでも楽しくかつ継続できる生活習慣への改善に本書がお役に立てれば幸いに思います。

よこはま土田メディカルクリニック院長　土田　隆

内臓脂肪を撃退!

1週間で体を変える3ステップ

皮下脂肪に比べて
落ちやすく、
つきやすい

やせている人でも
油断できない

STEP 1

内臓脂肪を知る!

内臓脂肪は
体に悪さをする物質を
作り出す

最初に減るのは
内臓脂肪!

内臓脂肪について
詳しく知るなら

第1章、第2章へ!

たんぱく質をとって
基礎代謝を高める

食材に含まれる
“見えない油”は
調理で減らす

水分を
しっかりとれば
やせやすい体になる

STEP 2

食べ方を変えて内臓脂肪を落とす！

食物繊維で
“やせる腸”を
作る

体にいい魚の油を
意識してとる

内臓脂肪を落とす食べ方を
今すぐ実践するなら

第3章へ！

有酸素運動は
その場足踏みでもOK

ながら運動でも
効果あり!

家事も
立派な
運動になる

STEP
3

「動く生活」で
内臓脂肪を燃やす!

特別に
時間をとらなくても
運動はできる

今より
10分多く
体を動かす

「動く生活」を実践して
内臓脂肪を燃やしたいなら

第4章へ!

3つのステップを実践して
体が変われば、楽しくラクにやせられる

- 内臓脂肪について正しい知識を得る
- 食べて、基礎代謝の高い体を作る
- 動かない生活から少しでも動く生活に変える

まずは1週間頑張ってみる

内臓脂肪がどんどん落ちていく

第2章

内臓脂肪を知る！
だから内臓脂肪は怖い

第3章

「食べ方」を変える！ 内臓脂肪がどんどん落ちる食事術……111

第4章
「動く生活」を実践！内臓脂肪を効率よく燃やす体の作り方……207

第1章

内臓脂肪を知る！

内臓脂肪はなぜ増えるのか

肥満の元凶は内臓脂肪

まずこの章では、内臓脂肪とは何か？について見ていきます。

内臓脂肪といえば……お腹まわりの脂肪、ぽっこりお腹、メタボ、肥満といったワードが浮かびますよね。

近年でいえば「コロナ太り」も内臓脂肪と無関係ではありません。社会生活だけでなく私たちの健康にも大きな影響を与えた、新型コロナウイルス感染症（以下、新型コロナ）の大流行。外出自粛、運動不足などが原因で「お腹まわりに脂肪がついた」「お腹が出てきた」「体重が増えた」「太った！」、そう感じた人は多かったはずです。

コロナ禍では、テレワーク、リモートワーク、在宅勤務……呼び方は違いますが、出勤せず自宅で仕事をする人も増えました。通勤や通学が減ったことで肉体的・体力的に楽になった反面、在宅ワークでは座ってばかり、週末はもっぱら家でスマホやゲームと向かい合う日々。運動量が圧倒的に減少しました。体を動かさない生活の中で多くの人が体重を増やし、健康に不安を抱えたわけです。

食生活にも変化が見られ、ある調査で「自炊が増えた」と答える人がいる一方、「間食やインスタント食品」が増えたと答えた人も。

厚生労働省の調査では、新型コロナが最初に流行しはじめた2020年4~5月に、体重が1kg以上増加した人（20~64歳）は全体の30・9%にのぼり、在宅勤務や外出自粛による運動不足や食生活の乱れが原因としています。気になるのが、男性より女性のほうが体重の増加した割合が多いということ。理由は「身体活動量の低下」「間食の増加」「テイクアウトやデリバリー等の利用頻度の増加」があげられています。その調査では、新たにメタボリックシンドロームと診断される人が、コロナ禍前の約2倍になっていることがわかりました。特に、中性脂肪の数値が悪化した人が多いということが指摘されています。少しずつ、余分な脂肪が体内に蓄積され、肥満へ向かってしまった人は少なくなかったのです。

それでは余分な脂肪は、体のどこにたまるのでしょうか。

●脂肪には皮下脂肪と内臓脂肪がある

体についた脂肪は「**体脂肪**」といい、大きく2つに分けられます。ひとつは**全身の皮膚の下につく**「**皮下脂肪**」。もうひとつは、**内臓まわりにつく**「**内臓脂肪**」です。

皮下脂肪は体全体を覆うように体の表面に近い場所についているので、外見からもわかりやすい、「見える脂肪」です。全体にぽっちゃりした体

内臓脂肪と皮下脂肪の違い

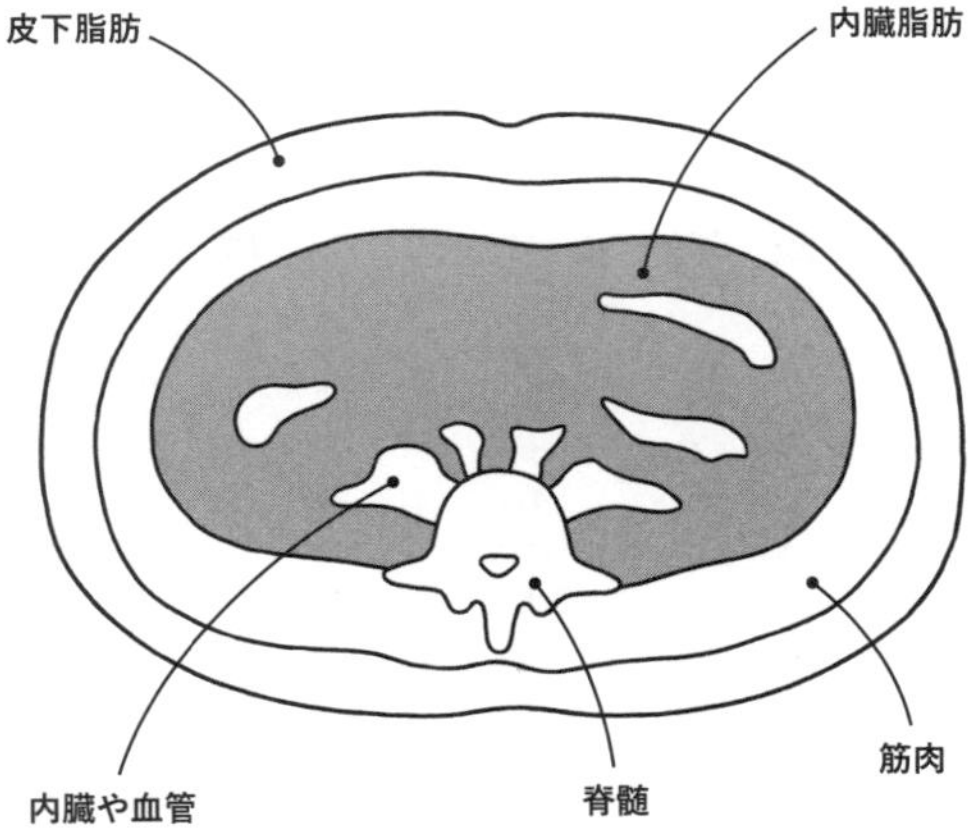

内臓脂肪

・男性につきやすい
・お腹まわりにつきやすい
・増えやすく減りやすい
・生活習慣病のリスクが上がる
・見た目ではわかりにくい場合もある

皮下脂肪

・女性につきやすい
・腰や太ももにつきやすい
・減りにくい
・見た目でわかりやすい

型の人は、この皮下脂肪がついていることが多いです。皮下脂肪がつきやすいのは、皮膚がやわらかく伸縮しやすいところ。二の腕やお腹まわり、太もも裏といった、普段あまり動かさない部位にじわじわとため込まれていきます。量は比較的少ないですが、目や口のまわり、首、肘や手首、ひざや足首、頭や耳、手のひらや足の裏などにもつきます。

もうひとつの内臓脂肪は、胃や腸を支える腸間膜《ちょうかんまく》というところにたまり、お腹まわりにつきやすいのが特徴。全体的にやせていても内臓脂肪がついているという人もいて、「見えにくい脂肪」でもあります。

よって肥満は2つのタイプに分けられます。

皮下に多く脂肪がたまるのが「皮下脂肪型肥満」。女性に多く、下半身太りになりやすいので「**洋なし型肥満**」ともいいます。

そして**お腹まわりに脂肪がたまるのが「内臓脂肪型肥満」**。男性に多く、お腹がぽっこり出るので「**りんご型肥満**」とも呼ばれます。

2つの肥満タイプ

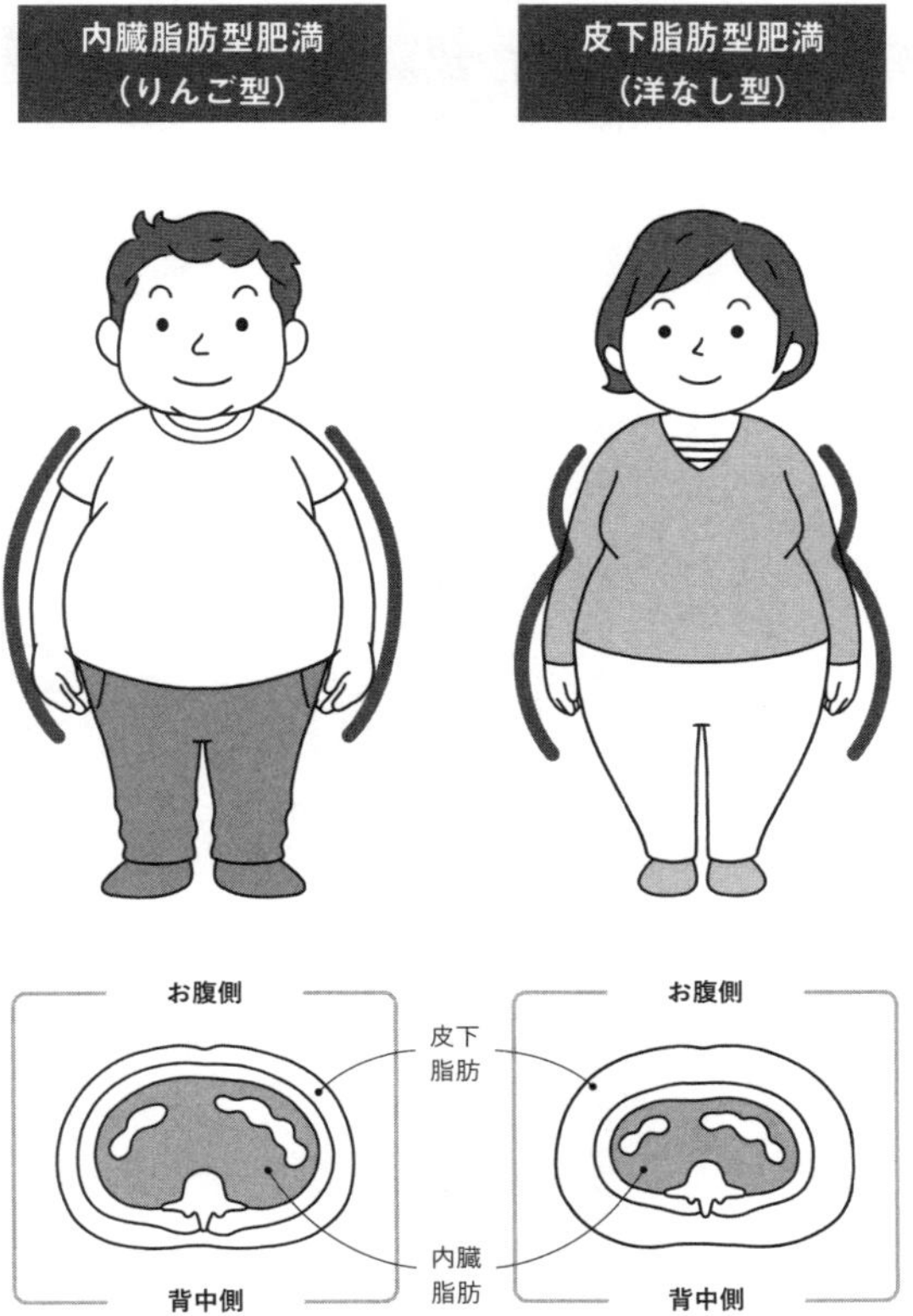
内臓脂肪型肥満
（りんご型）
皮下脂肪型肥満
（洋なし型）
お腹側
背中側
お腹側
背中側
皮下
脂肪
内臓
脂肪

内臓脂肪は出し入れしやすい「普通預金の脂肪」

どちらの脂肪も増え過ぎるとよくありませんが、特に注意したいのが内臓脂肪です。**内臓脂肪が増え過ぎると、体によくない影響を及ぼす物質を分泌します。**ですからまず減らすべきは内臓脂肪です。

皮下脂肪は長い時間をかけてたまりますが、内臓脂肪は短期間で蓄積されます。「えっ、すぐにたまっちゃうの?!」という声が聞こえてきそうですが、実は皮下脂肪よりも落としやすいというメリットもあるんです。内臓脂肪は体がエネルギー不足になったときに使われる脂肪で、すぐに引き出せる「普通預金の脂肪」。一方の皮下脂肪はいったんたまると落ちにくい脂肪で、引き出しに時間がかかる「定期預金の脂肪」です。

内臓脂肪は、皮下脂肪に比べて一つ一つの脂肪細胞が小さく、代謝活性が高いことがわかっています。活性が高いというのは、こまめにエネルギーをためたり、消費したりしやすいということ。食べ過ぎによって増えやすいけれど、運動によって減りやすいのが内臓脂肪です。

●体脂肪には重要な役目がある

皮下脂肪と内臓脂肪、2つの脂肪について見てきました。脂肪＝悪者というイメージがあるかもしれませんが、そもそも脂肪は体を構成する大切な要素です。

人間の体は約60％が水分です。残りの約22％が内臓・筋肉・骨、約18％が脂肪となっています。体内の脂肪には中性脂肪やコレステロールなどがあります。中性脂肪はエネルギー源として、コレステロールは細胞膜など

体組成の構成比

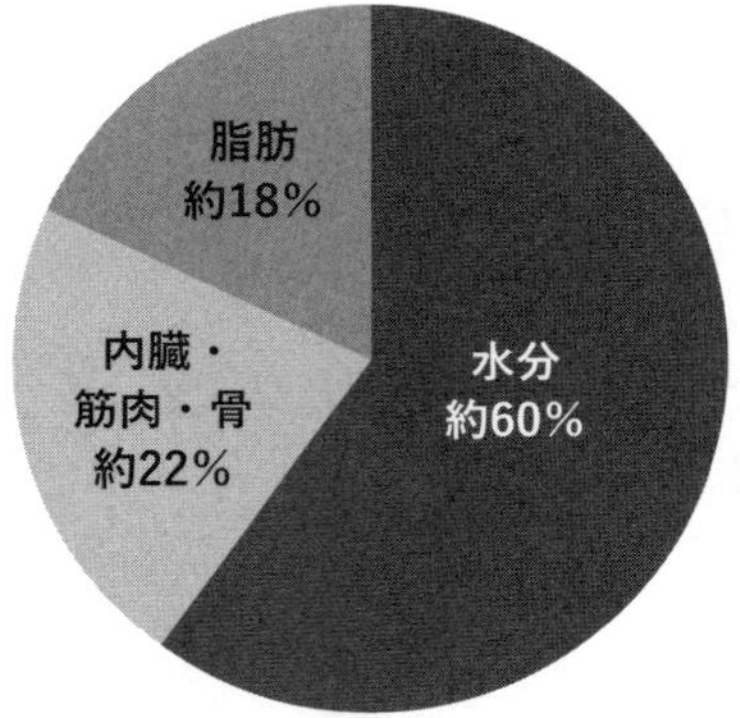

出典：『眠れなくなるほど面白い　図解　体脂肪の話』土田隆著

を構成する成分として利用されます。それぞれのおもな働きは、次の通りです。

【中性脂肪の働き】

①栄養をエネルギーとしてためておく貯蔵庫の役目
②外気から体を守り体温を保つ
③外側からの圧力や衝撃から体を守るクッションの役目
④内臓の位置を保つ

【コレステロールの働き】

①ホルモンや細胞膜などを生成する

②小腸でビタミンの消化・吸収を助ける

このように脂肪には多様な働きがありますが、本書で注目するのは中性脂肪の「栄養をエネルギーとしてためておく貯蔵庫の役目」です。

私たちは食事からとる栄養素をエネルギーに変えて消費しています。エネルギー源となるのは、脂質、炭水化物（糖質）、たんぱく質の3大栄養素で、中でも脂質は効率のよいエネルギー源です。なぜでしょうか？　脂質は1g当たり9kcalのエネルギーを生み出します。炭水化物は1g当たり約3・75kcal、たんぱく質は1g当たり4kcalでそれぞれ脂質の半分以下です。同じ量を体に蓄える場合、脂質として蓄えると炭水化物やたんぱく質の2倍のエネルギーが得られるからです。

効率のよいエネルギー源となるので、とり過ぎればすぐに体にたまってしまい、余分な脂肪がつき過ぎた肥満へまっしぐらというわけです。

肥満は見た目の問題ではなく命の問題

では、なぜ肥満はいけないのでしょうか。

みなさんは、肥満と聞くと不健康なイメージを思い浮かべますよね。まさにその通りで、放置すれば、さまざまな生活習慣病を引き起こしますし、動脈硬化からの心臓病や脳卒中といった、**命にかかわる重篤な病気のリスクを高めます。**「沈黙の臓器」といわれる肝臓にも悪影響を与え、肝臓に脂肪がたまる「脂肪肝」にもつながってしまうのです。

現在、日本ではどのくらいの人が肥満とされているのでしょうか。

日本の肥満人口は推定2300万人（男性1300万人、女性1000

肥満者（BMI値25以上）の性別・年齢別の割合

男性

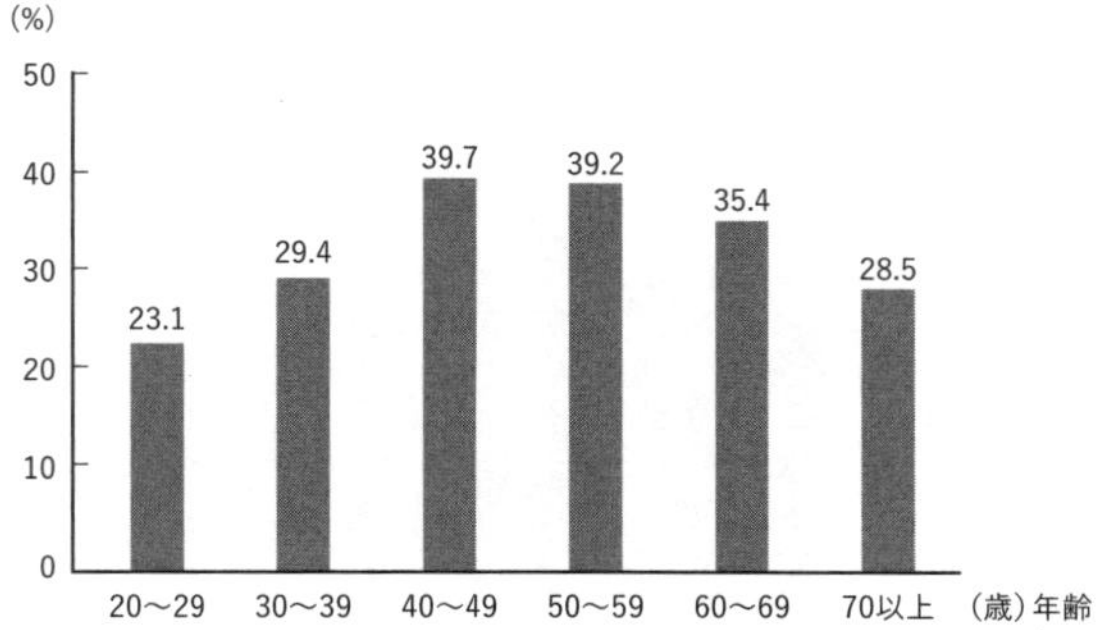

女性

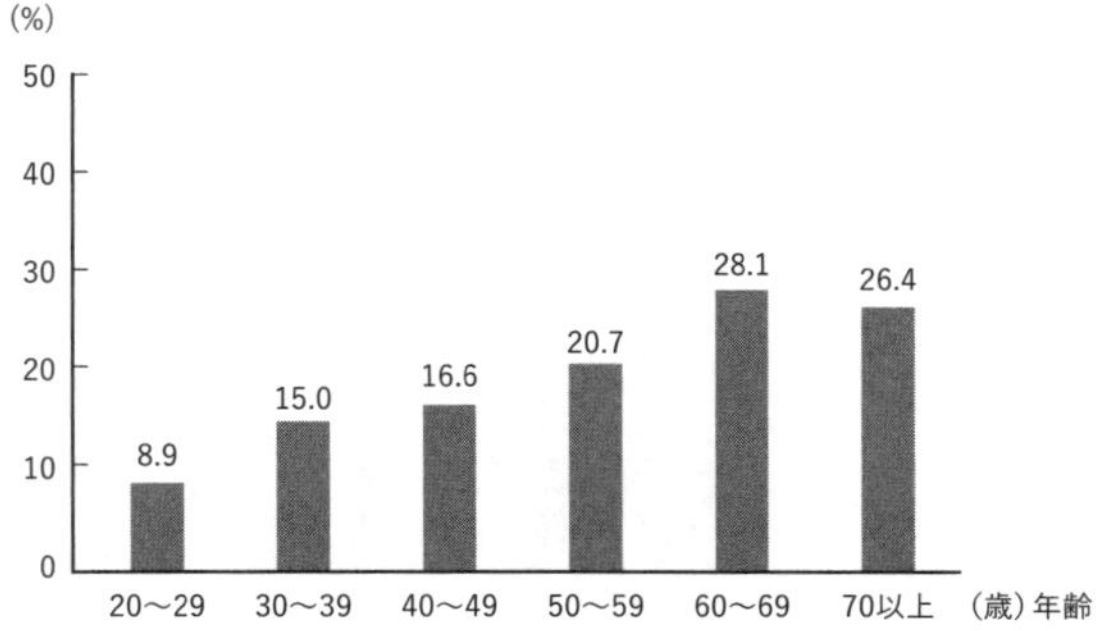

出典：令和元年国民健康・栄養調査

万人）といわれます。厚生労働省の調査（令和元年国民健康・栄養調査）によると、日本人の成人のうち肥満者（ＢＭＩ値25以上）の割合は男性で33・0％、女性で22・3％でした。

さらに性別・年齢別で見ると、男性では30～60歳の約3割は肥満。働き盛りの世代に肥満者が多くなっています。全体的に見ると、男性に比べ女性は肥満者の割合が少ない傾向にあります。しかし女性は、女性ホルモンが減少する閉経後に太りやすくなるといった問題があります。これについては第2章で取り上げます。

●肥満の程度は身長と体重でわかる

周囲のことより、自分の太り具合がどの程度なのか気になりますね。肥満かどうかを判定するときに使うのが、体重と身長をもとに算出するＢＭＩ（Body Mass Index）という体格指標です。聞いたことはありますよね。

体重（kg）を身長（m）の2乗で割って割り出せます（49ページ参照）。「肥満症診療ガイドライン2022」によると、肥満の定義は「脂肪組織に脂肪が過剰に蓄積した状態で、体格指数（BMI）25以上のもの」とされています。BMIの値が高ければ高いほど肥満度が高いということです。

BMIは肥満の程度をあらわす指標として、世界保健機関（WHO）や世界各国で用いられている国際指標です。WHOでは、BMI30以上を肥満と定めています。日本人は欧米人に比べ、BMIの値が低くても糖尿病などの病気を発症しやすいので、世界標準よりも厳しく、BMI25以上を肥満としています。

本来であれば、体脂肪率を肥満の指標とするのがふさわしいのですが、体脂肪を厳密に測定するのは簡単ではないので、体重と身長から割り出せるBMIが使われています。

BMIと病気の関係についてはさまざまな研究があり、**高血圧、脂質異**

常症、耐糖能異常、高尿酸血症、心疾患、肝臓疾患は、ＢＭＩの値が高くなればなるほど発症リスクが高まることがわかっています。

自分のＢＭＩは前述した計算式で求めることもできますし、健康診断でもわかります。体重、コレステロールや中性脂肪の値、肝臓のγＧＴＰの値は気にしていても、ＢＭＩはあまり気にしていないという人もいるかもしれません。「ＢＭＩって聞いたことはあるけど……よくわからない」「あまり気にしないかなあ」という人は、健康診断の結果に必ず記載してあるのでチェックしてみてください。

やせていても体脂肪の多い「隠れ肥満」

肥満体型といえば、お腹が出て全体的に太った人を思い浮かべるかもしれません。しかし、見た目は細くても、実は肥満という人もいるのをご存知ですか?

それが「隠れ肥満」です。

外見はどちらかといえばやせているように見えるのに、体脂肪を測ると非常に高い状態。**体を構成する骨や筋肉が少ないために、比率的に体脂肪が多くなっている**のです。私もクリニックで肥満治療にあたる中で、隠れ肥満の人を多く見てきましたが、スタミナや覇気がなく、なんとなく元気がない印象ですね。「見た目がスリムだったら、脂肪が多い隠れ肥満でもいい」という人もいますが「放置すれば、体脂肪の多いやせにくい体になってしまいますよ」とお伝えしています。

隠れ肥満の真の怖さは、筋肉量が少ないという点です。

筋肉は消費エネルギーがとても大きな臓器です。筋肉が多い体は基礎代謝が高く、何もしなくてもエネルギーを消費してくれる太りにくい体です。隠れ肥満になると筋肉が減少して基礎代謝は低下、疲れやすくなるので動くのも面倒に。するとさらに筋肉量が減っていきます。一方で相対的に脂肪が増えるのでますます肥満が進み、通常の肥満と同じように生活習慣病のリスクが高くなるのです。

隠れ肥満は女性に多いといわれています。ひとつには男性に比べ筋肉量が少なく脂肪量が多いから。一般的に女性の筋肉量は、上半身が男性の約50％、下半身は約70％といわれます。

最近、特に若い女性の隠れ肥満が問題になっています。大きな原因は、運動不足と栄養不足です。若い女性の中には食事制限の厳しい過激なダイエットをする人がいます。これを続けると筋肉が落ちてしまい、結果として隠れ肥満になってしまうのです。近年は体型やスタイルを気にする男性も増えているので、隠れ肥満に悩む男性もいるのではないでしょうか。

隠れ肥満は、見た目がスリムで体重計測をしても見逃されることが多いようです。また、昔からほとんど体重に変化がないという人にも起こりえます。運動をしているわけでもないのに体重が変わらないという人は、筋肉が脂肪に置きかわっている可能性も。つまり体脂肪が増えてしまった状態です。

●体脂肪率と筋肉量で「隠れ肥満」がわかる

隠れ肥満は自分ではなかなか気づきません。肥満の指標であるＢＭＩが標準であっても体脂肪率が高いケースもあるからです。**隠れ肥満かどうかを知るためには、体脂肪をチェック**するしかありません。

体脂肪率は、体の中の何％が脂肪か、ということをあらわした数字です。増えれば体に脂肪がたまっていることを意味し、減ってくれば脂肪の占める比率が下がったことを意味します。もしかしたら隠れ肥満かも……そんな不安を感じたら、体脂肪率をチェック。体脂肪は、市販の体組成計で計測できますし、ＣＴを使った体脂肪検査を行っている病院もあります。

体脂肪の目安は次のとおりです。

【体脂肪率の目安】

男性／標準10～20％未満

女性／標準20～30％未満

これが標準的な体脂肪率で、これより多めの人は隠れ肥満がはじまりつつあると思っていいでしょう。

体脂肪率がわかれば、現在の自分の状態を客観的に把握できます。

たとえば、体重60kgの人で体脂肪率が20%の場合、脂肪の量は、60（kg）×0・2＝12（kg）となります。これだけの脂肪が体についているんだ！と認識できていれば減らすモチベーションにもなりますね。

筋肉量の低下も、隠れ肥満をチェックするのに役立ちます。その方法がふくらはぎのサイズを測る「指輪っかテスト」です。両手の親指と人差し指で輪っかを作り、ふくらはぎの一番太い部分を囲みます。継続して測り続け、ふくらはぎと指の間の隙間が大きくなってきた場合は、筋肉量が低下していると判断できます。また、筋力低下は、握力でも推測できます。握力計で自分の握力を計測する機会は成人になるとほとんどありませんが、もし握力計で計測できるチャンスがあればぜひ測ってください。男性28kg未満、女性18kg未満だと筋力が低下しているサインです。

脂肪細胞が大きくなり数が増えることで肥満になる

肥満も隠れ肥満もたくさんの脂肪が体にたまった状態。そもそも太るとはどのようなことをいうのでしょうか。そのメカニズムはシンプルで、**摂取エネルギーが消費エネルギーよりも多ければ、余った脂肪が脂肪細胞に蓄えられて人は太ります。**

体の脂肪細胞にエネルギー源として蓄積されるのが中性脂肪です。私たちが活動するときにはエネルギーが使われますが、最初に血液中の糖質がエネルギーとして使われ、その後で脂肪細胞の中にある中性脂肪が分解され、全身に運ばれて使われます。

体脂肪はこうしてたまる

食べたものが脂肪になるまで

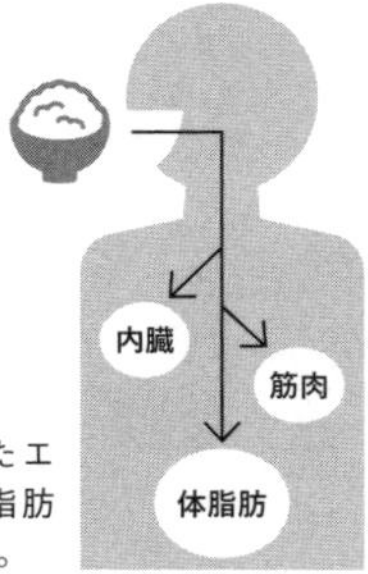

食事でとった栄養は内臓や筋肉に取り込まれ、エネルギーとして使われる。

使われずに余ったエネルギーは、体脂肪として蓄えられる。

脂肪細胞の肥大化と分裂

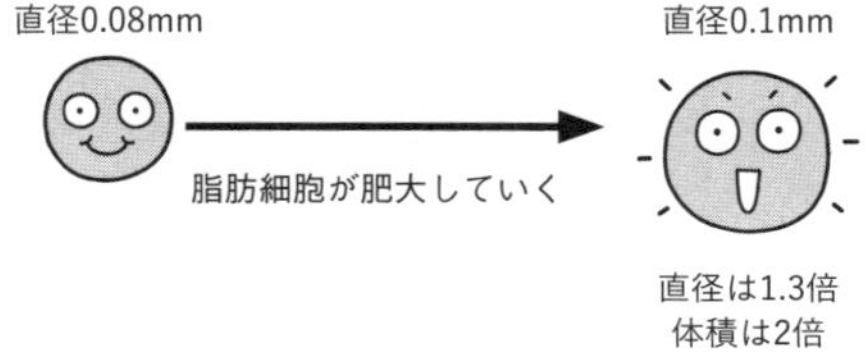

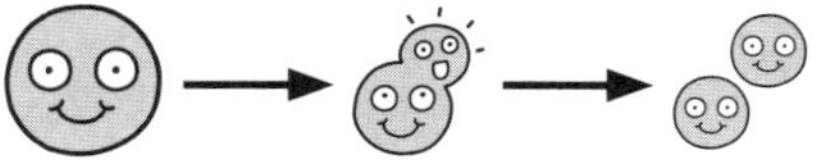
脂肪細胞が分裂していく

脂肪がエネルギーとして使われるのはわかった。では、どうやってたまっていくのでしょうか。

脂肪細胞は大きくなったり、小さくなったりするんです。エネルギーをため込むことで大きくなり、必要に応じてその脂肪を消費することで細胞は小さくなります。摂取エネルギーと消費エネルギーの収支がゼロになるようにすれば脂肪細胞も大きくならず、太ることはありません。

脂肪細胞の数は一般成人で、約300億個。直径はおよそ0・08㎜で丸い形をしています。脂肪細胞のほとんどが「油滴」。読んで字のごとしでアブラです。脂肪細胞は油でできた細胞といってもいいですね。エネルギーをとり過ぎるとこの脂肪細胞がどんどん大きくなり、最終的に最初の直径の約1・3倍になり、体積は2倍くらいに大きくなります。そしてもうこれ以上大きくなれない！という一線を超えると、今度は細胞分裂して脂肪細胞がどんどん増えて、さらに太ることになります。

「太りにくい体」とはどんな体なのか

人間は脂肪細胞にため込んだエネルギーを、どのように使っているのでしょうか。消費エネルギーの内訳を知ると、太らない体になるための対策が見えてきます。

人間の消費エネルギーは、

・基礎代謝
・生活活動代謝
・食事誘発性代謝

の3つに大きく分けられます。消費エネルギーの約60％を占めるのが、

消費エネルギーの内訳

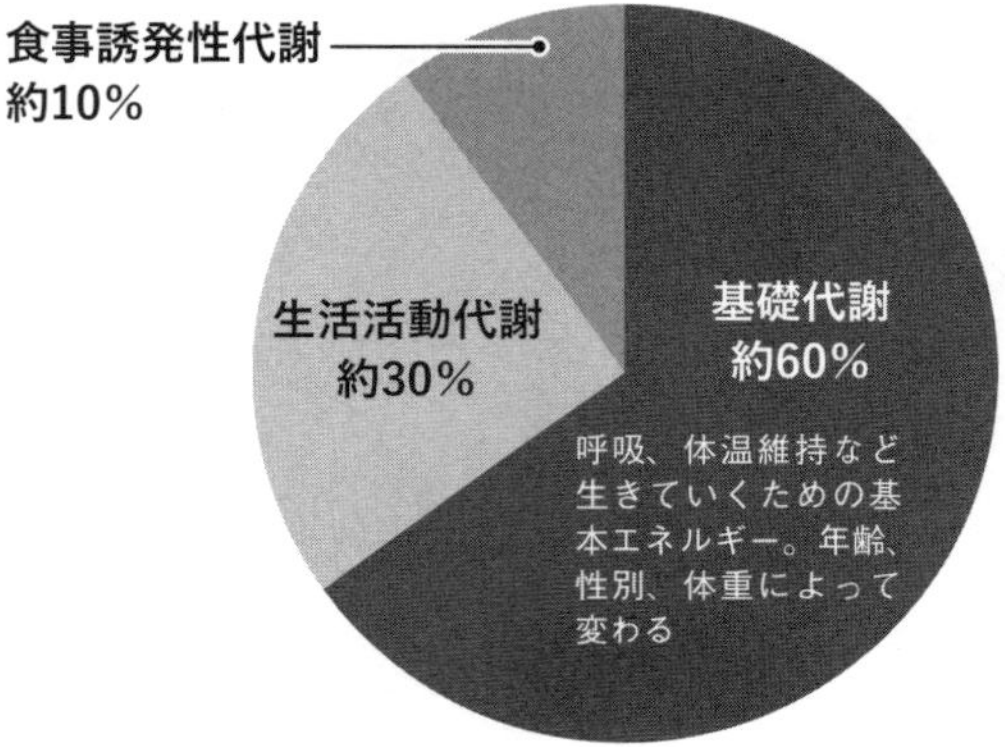

出典：厚労省「e-ヘルスネット」より

基礎代謝です。

基礎代謝は、心臓を動かす、呼吸をする、体温を維持するなど、生命を維持するための必要最小限のエネルギーです。何もしないでじっとしていても消費されるエネルギーともいえます。基礎代謝では、どこでエネルギーが使われているかというと、一番は筋肉です。次いで肝臓や脳となっています。

筋肉が多ければ、基礎代謝量は大きくなるのです。ダイエットなどで筋肉を増やすことが大切だとされるのはこのためです。こうして数値で見ると明らかです。**筋肉量を増やせば、何もしなくても消費エネルギーの大きい、燃える体になれる**というわけです。一般的には、年齢と性別、体重によって基礎代謝量は異なります。基礎代謝は細胞が元気に活動しているかどうかを示す目安のようなもの。若い頃は基礎代謝は高く、日常的にあまり動かなくても多くのエネルギーを消費します。しかし、加齢に伴い筋肉量は減少するので、基礎代謝も低下します。つまり、若い頃と同じ生活を続けて同じだけエネルギーを摂取していれば、脂肪が徐々に体にたまっていき、簡単に肥満になってしまうのです。

次に生活活動代謝です。これは生活することで消費されるエネルギーのことで、全消費エネルギーの約30％になります。

毎朝起きてから顔を洗う、トイレに行くなど家で行うルーティンではそれほど差は出ませんが、仕事の内容やライフスタイルによってこのエネルギー消費量には差が出ます。デスクワークをする人と、営業職で外回りが多い人、工事現場での肉体労働をする人などで消費エネルギーが違うのはわかりますよね。活動量が多く、負荷が高いほど、消費量は増えます。

3つめの食事誘発性代謝は、食事をすることで消費されるエネルギーのこと。全消費エネルギーの約10％を占めます。食事をすると体の中がぽかぽかしてくるのは、食事誘発性代謝によるものです。たとえば、小腸で食べ物を消化・吸収するときにはエネルギーが必要ですし、糖質をグリコーゲンとして貯蔵するときにもエネルギーが必要です。つまり、食事からエネルギーを摂取しながら、その一部を同時に消費しているのです。

肥満になると、この食事誘発性代謝が低下します。

食事誘発性代謝は、消費エネルギーとしてはほとんど意識されません。しかし食事は毎日のこと。よく嚙む、温かいものを食べることなどで食事誘発性代謝を増やせます。そうとわかれば、実践の動機付けになりますね。

メタボリックシンドロームは蓄積した内臓脂肪が原因

脂肪のつき方で2つの肥満タイプがあることはお話ししましたが（22ページ参照）、メタボと深く関係するのが内臓脂肪型肥満（りんご型肥満）です。

メタボの正式名称は「メタボリックシンドローム」または「内臓脂肪症候群」です。メタボリックとは代謝という意味。内臓脂肪がたまるとエネルギーが消費しにくくなるなど、代謝機能が低下して、その結果さまざまな病気につながります。

メタボリックシンドロームは、内臓肥満に高血圧、脂質異常、高血糖な

メタボリックシンドロームの診断基準

内臓脂肪蓄積

ウエスト周囲径（おへその高さの腹囲）
男性：85cm以上　　女性：90cm以上

＋

以下のうちいずれか2項目に該当

脂質異常	高血圧	高血糖
中性脂肪150mg／dℓ以上 かつ／または **HDLコレステロール40mg／dℓ未満**	**収縮期血圧130mmHg以上** かつ／または **拡張期血圧85mmHg以上**	**空腹時血糖** **110mg／dℓ以上**

どが合わさった状態です。

診断基準は上図の通りです。**メタボリックシンドロームの人は、そうでない人と比べると、糖尿病になるリスクは約3倍、心筋梗塞を起こしたりそれにより死亡するリスクも約3倍になる**といわれています。

また、脂肪肝、痛風、腎臓病、睡眠時無呼吸症候群といった病気にもつながります。

診断基準で必須なのが、おへそまわりの大きさである「ウエスト周囲径」（おへその高さの腹囲）。胴の一番細い部分ではなく、おへその位置で計測します。ウエスト周囲径が男性85㎝以上、女性は90㎝以上あり、これに加えて、血圧・空腹時血糖・脂質（中性脂肪・HDLコレステロール）のうち2つ以上が基準値から外れると、メタボリックシンドロームと診断されます。

診断基準の条件となっている女性の腹囲については、基準を再考したほうがいいのではないかという議論があります。

ある大学の研究チームは、女性の腹囲の基準は90㎝から77㎝に見直すべきではないのかという基準案を示しています。研究では、実際に心筋梗塞や脳卒中などを起こした女性の9割、男性の7割が、現在の基準ではメタボに該当せずリスクが見逃されていたというのです。

女性は内臓脂肪より皮下脂肪がつきやすく、同じ腹囲でも内臓脂肪が少ない傾向があるとされます。こうしたことも踏まえ、基準が変わるかどうかは、今後さまざまな議論を経て結論が出ると思います。基準にかかわらず、腹囲サイズの変化にはひとりひとりが気を配る必要がありそうです。

●BMIで自分の肥満度をチェック!

肥満の怖さについて説明しましたが、何はともあれ、現状を知ることが肝心です。まずはBMIでご自身の肥満度を知りましょう。

BMIとは身長と体重から算出した体格指数であることは前述した通りです。BMIが22のときがもっとも病気になりにくい適正体重とされています。**BMI25以上だと肥満とされ、生活習慣病のリスクが高くなります。**

ウエスト/ヒップ比は、ウエスト周囲径（47ページ参照）をヒップ周囲径で割った値。こちらも肥満の体型指標として用いられます。求め方は次ページにある通りです。ウエスト/ヒップ比の値が大きい場合は、腹部に脂肪が蓄積しているりんご型肥満であり、さまざまな合併症や死亡のリス

自分の肥満度を知る

BMIの算出方法

ＢＭＩ＝体重（kg）÷身長（m）²

たとえば身長160cm、体重50kgの場合、
［50÷（1.6×1.6）でＢＭＩは約19.5となる］

ＢＭＩによる肥満度の目安

ＢＭＩ	肥満度
18.5未満	低体重（やせ）
18.5〜25未満	標準体重
25〜30未満	肥満度 1
30〜35未満	肥満度 2
35〜40未満	肥満度 3
40以上	肥満度 4

ウエスト／ヒップ比を算出

ウエスト（cm）÷ヒップ（cm）

ウエスト周囲径
（おへその高さの腹囲）

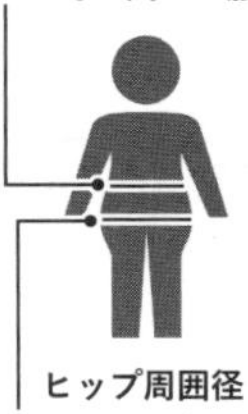

ヒップ周囲径
（お尻の最も突き出ている部分）

男性の場合

1.0以上
⬇
内臓脂肪型肥満

1.0未満
⬇
皮下脂肪型肥満

女性の場合

0.9以上
⬇
内臓脂肪型肥満

0.9未満
⬇
皮下脂肪型肥満

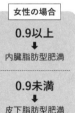

クが高い体型といえます。

　医学的に見て治療が必要となるのが肥満症です。これに該当するのは、「ＢＭＩ25以上」であり、肥満による健康障害（耐糖能障害、脂質異常症、高血圧、高尿酸血症・痛風、冠動脈疾患、脳梗塞・一過性脳虚血発作、非アルコール性脂肪性肝疾患、肥満関連腎臓病、月経異常・女性不妊、運動器疾患、閉塞性睡眠時無呼吸症候群）のうち、ひとつ以上を合併しているか、内臓脂肪型肥満である場合。内臓脂肪型肥満と診断されるのは、ＣＴスキャン画像で見て内臓脂肪面積が１００㎠以上だった場合です。

　ＢＭＩ25未満でも、メタボの診断基準に当てはまればメタボリックシンドロームと診断されます。心筋梗塞や脳梗塞など命にかかわる動脈硬化性疾患を引き起こすリスクが高く、早急に内臓脂肪を減らす対策が必要です。

「知らない」を知ればやせるためにすべきことがわかる

これまで内臓脂肪の特徴や太るメカニズムについて見てきました。内臓脂肪について知ることで、正しい対処法が見えてきます。「普通預金」の内臓脂肪はすぐに減らせる脂肪です。肥満になるメカニズムはいたってシンプル。内臓脂肪を攻略するために押さえておきたいポイントをまとめました。

●太る要因はエネルギー収支の問題と心得る

なぜ太ってしまうのかは、これまで見てきた通りです。三大栄養素は、どれも余った分は脂肪に変えられ、消費されなければ太るもとになります。**太る最大の要因は、摂取エネルギーが消費エネルギーを上回ってしまうから。**これを再度認識してください。食べ過ぎて太るというのは、まさにこの収支バランスの問題です。とてもシンプルです。

●自分に必要なエネルギー量の目安を知る

内臓脂肪を気にしている人は、自分の食べ過ぎに気づいているはずです。「これ以上食べたらやばいかも……」と思ってもつい食べ過ぎてしまうのは、食べる量の明確な基準がないせいでもあります。摂取エネルギーばかりに目を向けても、いまの自分にはどれだけのエネルギーが必要なのかを知らなければ、摂取エネルギーと消費エネルギーのバランスをとることはできません。1日に必要なエネルギーには個人差があり、性別、年齢、身体活動量によって違います。農林水産省の「食事バランスガイド」

(https://www.maff.go.jp/j/balance_guide/)では何をどれだけ食べたらよいか、食事の適量などをわかりやすく解説しています。

同ガイドによると、1日にとる食事量2200(±200)kcalを基本として、これを身体活動量が「低い」成人男性、活動量が「ふつう以上」の成人女性が1日に食べる量の目安としています。もちろん活動量などの違いもあり個人差があるので、自分に必要なエネルギー量の目安を見きわめましょう。

●食べ過ぎで大きくなった胃をもとに戻す

内臓脂肪が増える大きな原因は食べ過ぎです。つい「食べ過ぎてしまって」という人は、それまで慢性的に食べ過ぎていたことで胃が大きくなり過ぎていると私は考えています。私たちが満腹感を感じるのは、食事をすると、脳の満腹中枢が刺激され、もう満腹です!というサインが脳から送られるから。でも、胃が大きくなり過ぎると、脳がお腹いっぱいと感じるまでにより多くの食事量が必要になります。胃を本来のサイズに戻せば、それに見合った食事の量で満足できるようになるので、自然と食べる量は減ります。本来の胃の大きさは握りこぶし2つ分で、この容量よりも多く食べ続ければ胃は大きくなっていきます。ですが**胃はおよそ1週間あればもとの大きさに戻ります。**胃を小さくするには食べる量を減らすしかないのですが、その方法については第3章でお伝えします。肥満治療をしている患者さんにもお伝えしている方法です。

●血糖値を安定させるために食事は規則的に

内臓脂肪を増やすのは食べ過ぎだけではありません。不規則な食事も内臓脂肪をためてしまいます。**乱れた食生活で血糖値が不安定になると、インスリンが過剰に分泌され脂肪を蓄積してしまう**のです。

食事をすると血糖値が上がりますが、すい臓からインスリンというホルモンが分泌され血糖値を安定させます。インスリンには血中の糖分を脂肪に変えて、体にため込む働きもあります。食事の時間が不規則だと一度の食事でたくさん食べてしまいがち。これが血糖値を急上昇させます。

また、食事を抜くのもだめです。食事の回数が減ると、脳が飢餓に備える準備をはじめます。そのタイミングで食事をとると、体は一生懸命に栄養を吸収して脂肪を蓄えなければ！となり、内臓脂肪が増えるのです。夕食の時間が遅いのも太る原因。食べてすぐに寝ると、摂取したエネルギーのほとんどを消費しないまま、脂肪になってしまうからです。

●極端に食べないことは太りやすい体を作る

栄養不足を招くほどの極端な食事制限をすると、かえって太りやすい体になります。食事をとらないと体はエネルギー不足になります。そこで体は筋肉を分解してエネルギーを作り出します。つまり、筋肉が減っていくということです。体の消費エネルギーの項でも触れたように（42ページ参照）、筋肉は基礎代謝で多くエネルギーを消費します。**筋肉が少なくなれば、エネルギーを効率よく消費できず太りやすい体になります。**たんぱく質は筋肉細胞の原料です。たんぱく質の摂取不足になれば筋肉不足に直結→基礎代謝の低下→太りやすい体→食べない→たんぱく質不足……という負の循環に入ってしまいます。

●水分が不足すると太るので、きちんと摂取

生命維持には水分は必須です。体の約60％は水分なので水分摂取が重要なのはわかりますよね。炭水化物、たんぱく質、脂質などの栄養素を消化吸収するためにも水分は必要です。十分な水分がなければたんぱく質もスムーズに分解されず、筋肉作りにも支障が出ます。代謝のいい体作りもう

まくいきません。

厚生労働省によると1日2・5ℓの水分を摂取するのが理想的。食事からも水分は摂取できるので、**飲み水として1・2ℓを補給するのが目安**です。内臓脂肪型肥満の人は、代謝がうまくできないことがあるので、意識して水分をとることはより重要です。

●腸内環境を整えて内臓脂肪をためない体に

腸内には善玉菌、悪玉菌、日和見菌《ひよりみきん》の腸内細菌がバランスよく存在しています。日和見菌とは悪い働きもよい働きもする腸内細菌で、腸の状態が悪いと悪玉菌になり、よい状態だと善玉菌になります。腸内環境が悪くなるとこのバランスが崩れ、たんぱく質の消化吸収がスムーズに進まず、筋肉の合成や代謝が悪くなり、その結果、脂肪もたまりやすくなります。また、内臓脂肪を減らす腸内細菌の存在が研究でわかってきています。腸内環境については第3章（158ページ参照）でも取り上げます。

●日本人は内臓脂肪がつきやすい

日本人は、欧米人に比べて肥満度は低いにもかかわらず糖尿病などの生活習慣病を発症しやすいとされます。世界ではBMI30以上が肥満ですが、日本ではBMI25以上なのも、こうした理由があるからです。

肥満に関係する「倹約遺伝子」という言葉を聞いたことはありませんか？　消費するエネルギーを最小限にして体に蓄積しようとする遺伝子です。食べ物がなかなか手に入らず飢餓状態になるような時代には、倹約遺伝子は有効に働いたわけです。しかし、現代のような飽食の時代には、かえって肥満を助長してしまいます。**日本人の3分の1は倹約遺伝子を持っているとされ、内臓脂肪がたまりやすい**とされています。民族的な特性も内臓脂肪のたまりやすさと関係があるのです。

第2章

内臓脂肪を知る！

だから内臓脂肪は怖い

ぽっこりお腹になるだけじゃない病気を招く怖い内臓脂肪

第1章では、肥満の現状、太るメカニズム、体脂肪には2種類あり、減らすべきは体に悪さをする内臓脂肪である、ということを見てきました。

この章では、内臓脂肪型肥満の怖さについて見ていきます。

まずは、内臓脂肪型肥満とさまざまな病気の関係です。内臓脂肪型肥満になると、高血圧、糖尿病、脂質異常症などの生活習慣病につながるだけでなく、がん細胞が増えやすくなり、大腸がん、乳がん、子宮体がんなどのリスクも高まるとされています。ちなみに皮下脂肪型肥満の人でも、内臓脂肪がまったく蓄積していないというわけではないので要注意です。

内臓脂肪が怖いわけ

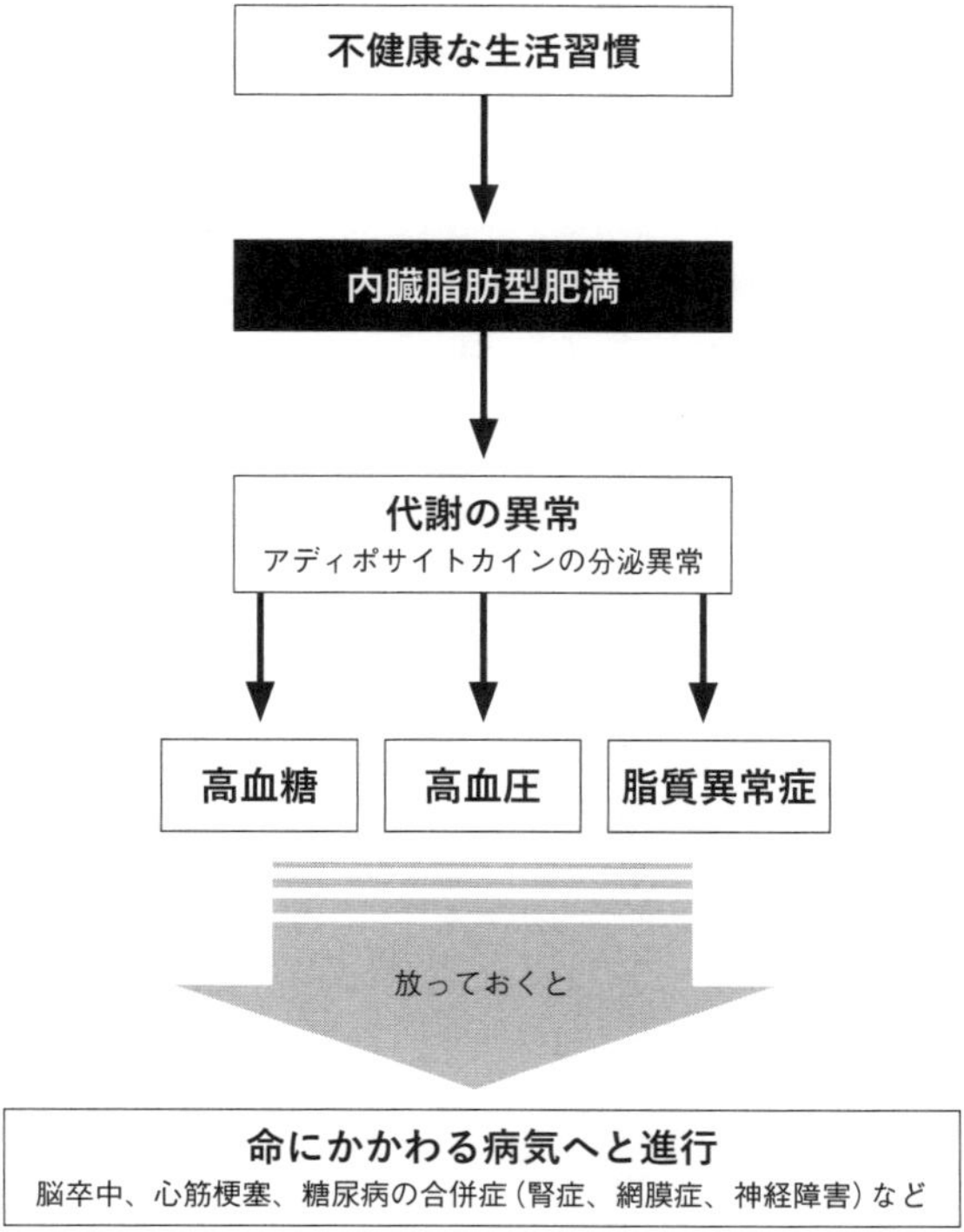
不健康な生活習慣
内臓脂肪型肥満
代謝の異常
アディポサイトカインの分泌異常
高血糖
高血圧
脂質異常症
放っておくと
命にかかわる病気へと進行
脳卒中、心筋梗塞、糖尿病の合併症（腎症、網膜症、神経障害）など

脂肪細胞は体に悪さをする物質を作り出す

そもそも、内臓脂肪がたまり過ぎるとなぜいけないのか――なぜ病気を引き起こすのか？をきちんと知る必要がありますね。

以前は、脂肪細胞は脂肪をためておくだけの箱のようなもの、と考えられていました。でも、それは違ったのです。**内臓脂肪の脂肪細胞からは、体に影響を与えるさまざまなホルモンや成分が分泌されている**ことがわかってきました。

体のさまざまな機能を調節するのがホルモン。ホルモンを分泌する器官を「内分泌器官」といいます。たとえば、女性ホルモンは卵巣から分泌され、男性ホルモンは精巣から分泌されるので、卵巣や精巣は生殖器官であるとともに、内分泌器官でもあります。血糖値を調節するインスリンもホルモン、それを分泌するすい臓は、消化器官であると同時に内分泌器官です。

脂肪細胞もまた内分泌器官です。では、どのようなホルモンや成分を分泌しているのかというと——。

脂肪細胞は食欲を抑えるホルモンの「レプチン」を分泌しています。本来はレプチンが働くことで食べ過ぎなどを抑え肥満解消の方向に向かうのですが、肥満になると、レプチンの分泌は増えるものの、効きが悪くなります。

「アディポネクチン」というエネルギー代謝に大きくかかわる物質も脂肪細胞から分泌されています。この物質には、血管の傷を修復したり、脂肪を燃焼したりする働きのほか、インスリンの効きをよくして糖尿病を予防したり、動脈硬化を抑えたりする働きもあります。太っていない健康なときは分泌が多いのに、内臓脂肪が増えて肥満になると分泌が減少することがわかっています。

そして、肥満になると分泌が増えるのが、左記の物質です。

TNF－α…血液中の糖分の取り込みを抑え、血糖値を上昇させる

インターロイキン…体を慢性的な炎症状態にして血管などを傷つけ、動脈硬化を促進させる

レジスチン…インスリンを効きにくくする

アンジオテンシノーゲン…血圧を上昇させる

PAI－1…血液の凝固を進める

どれも、体に悪い作用をする物質ばかりですよね。

働きのよし悪しにかかわらず、**脂肪細胞から分泌されるこうしたホルモ**

ンや物質の総称を「アディポサイトカイン」と呼びます。「アディポ」が脂肪、「サイトカイン」が生理活性物質という意味です。

アディポサイトカインには善玉と悪玉があり、アディポネクチンは善玉アディポサイトカイン。TNF－α、インターロイキン、レジスチン、アンジオテンシノーゲン、PAI－1は、悪玉アディポサイトカインに分類されます。**内臓脂肪が増えると悪玉の分泌が増え、善玉の分泌が減ります。**

肥満となり悪玉のアディポサイトカインの分泌が増えたら、体はどうなるのでしょうか。

TNF－αが増えれば、高血糖の状態になり、放置すると血管の老化が進みます。アンジオテンシノーゲンが増えれば血管が収縮して細くなり、血圧は上がります。肥満だと血液中に余分な脂肪がありますから、血管は傷み放題となれば動脈硬化が促進されます。

健康であれば、ここで体にいい働きをするアディポネクチンが登場して、血管を修復し動脈硬化を抑えにかかるのですが、肥満ではアディポネクチンは十分に分泌されません。こうして、知らない間に体の中では動脈硬化が進み、心筋梗塞や脳梗塞など命にかかわる病気へと進んでいきます。

まさに内臓脂肪は万病のもとなのです。

●関節にも負担がかかり歩けなくなる?!

これもお伝えしておきたいことなのですが、私のクリニックにいらっしゃる肥満の人の中には、関節痛を持っている人が少なくないということです。

体脂肪が増えるということは、当然体重は重くなります。そのため関節にも大きな負担になるのです。体の動きを支えるおもな関節には、頸椎《けいつい》(首)、腰椎、股関節、ひざ関節があります。体重が増えると、特に下半身の関節に負担がかかって痛んだり、変形を起こしたりします。変形性ひざ関節症や変形性股関節症、腰痛といった関節の病気にもつながります。

たとえば歩行時、ひざにかかる負担は体重の3～4倍。体重が90kgの場合、少なくとも270kgの負荷がかかっている計算になります。体重が増えればそれだけ負荷も大きくなります。

注意したいのは、寝たきりになる原因の約20％を関節の痛みや不具合が占めているということです。**肥満↓関節痛↓歩行困難↓寝たきりという流れの危険**も無視できません。

日本人の平均寿命は男性81・05歳、女性87・09歳、世界トップクラスの長寿の国です（厚生労働省「簡易生命表」令和4年）。健康寿命は男性72・68歳、女性75・38歳（令和元年）です。

健康寿命とは、寝たきりにならずに日常生活を送れる期間です。平均寿命と健康寿命の差は何を意味するかというと寝たきりの期間です。現在この期間は、男性で約9年、女性で約12年。肥満は健康寿命にもかかわっているこ とを思えば、やはり体重を減らして関節への負担を減らす努力はすべきでしょう。

内臓脂肪がたまれば、関節以外の不具合にもつながります。胃や腸が圧迫されて逆流性食道炎や便秘などがあらわれます。

また、気道など空気の通り道に脂肪がつくと、睡眠時無呼吸症候群になりやすくなります。睡眠時無呼吸症候群は良質な睡眠が妨げられるだけでなく、心筋梗塞などの危険な合併症を招く可能性もあります。

ホルモンの分泌が減ると内臓脂肪が増える

第1章の肥満者の男女別の割合のところでも触れましたが、女性の場合、閉経後に肥満になる人が増えます（30ページ参照）。これには女性ホルモンが深く関係しています。

女性ホルモンには「エストロゲン（卵胞ホルモン）」と「プロゲステロン（黄体ホルモン）」の2種類があり、月経、妊娠、出産にかかわるだけでなく、体のさまざまな働きを調整し、女性の健康を守ってくれています。骨を強くする、筋肉を成長・発達させる、エネルギー代謝を助ける、血管を広げて血圧を下げる、なども女性ホルモンの働きです。

また、内臓脂肪に関係する働きとしては、体内で内臓脂肪をため込む働きを促す酵素の作用を抑える、脂質代謝をコントロールする、などがあります。

卵巣の働きが急激に低下する45〜55歳の約10年間が更年期です。更年期になると女性ホルモンの分泌が減り、こうした働きが低下するので、体に脂肪をため込みやすくなります。血液中のLDLコレステロール（悪玉コレステロール）や中性脂肪が増加しやすく、肥満が起こりやすくなります。

女性の場合、**更年期以降は、皮下よりも内臓に脂肪がたまりやすくなる**というわけです。

更年期に太りやすくなるのは、女性ホルモンの減少だけでなく、加齢による基礎代謝・筋肉量の低下も関係します。更年期になると、10代、20代のときと比べて、筋肉も落ちやすくなり、筋肉量も減っています。加齢のほか、生活習慣の乱れ、ストレスなども基礎代謝の低下につながります。

●男性ホルモンが減ると内臓脂肪がつきやすくなる

男性はどうでしょうか。

男性ホルモンであるテストステロンは、筋肉を増やし男性らしい体格を作るホルモンです。**30代に入ると男性ホルモンが減りはじめるので、筋肉量が減って内臓脂肪がつきやすくなる**といっていいでしょう。

ちなみに、ストレスが多いと内臓脂肪が増えるといわれています。第1章で見たように、30〜60代の働き盛りの男性に肥満が多くなります。この年代はストレスも多くかかっているはずです。ストレスがかかるとコルチゾールというホルモンが分泌されます。このホルモンには内臓脂肪を増やす性質があるとされるので、余分な脂肪の蓄積を促してしまうのです。コルチゾールは、筋肉を作る成長ホルモンの分泌も抑えます。長期のストレスは内臓脂肪を増やし、筋肉を増やしにくい体を作るともいえます。

肝臓に脂肪がたまる「脂肪肝」患者は約2000万人

肥満や内臓脂肪と深い関係があるのが脂肪肝です。

健康診断のエコー検査で脂肪肝を指摘されたり、ドクターから「肝機能が低下しているので、脂肪肝かもしれませんね。薬はないので、生活習慣を改めましょう」などといわれた人もいるのではないですか。ありふれた病気となりつつあるので、それほど怖い病気ではないと思っているなら、さっそく考えを改めてください。

脂肪肝は、肝炎、肝硬変、肝がんへと進行するケースもあります。肝炎は肝臓の炎症が続いている状態。肝硬変は慢性肝炎などによって肝臓の細

肝臓の病気の進行

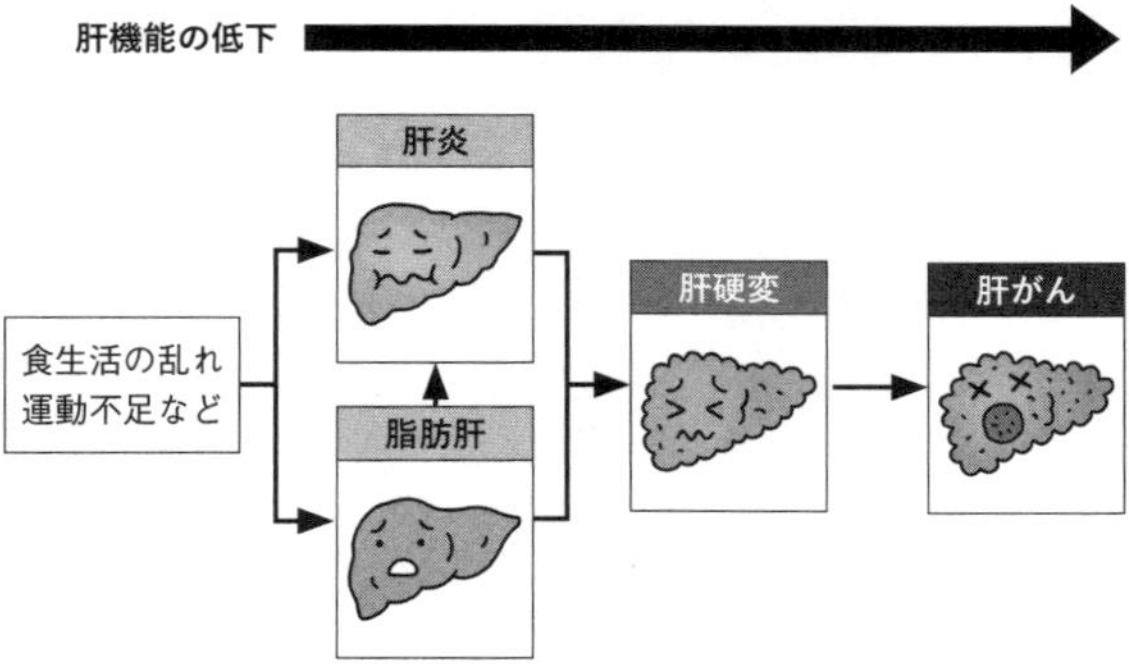

胞が破壊と再生を繰り返すうちに、線維状になり肝臓が硬くなる病気です。肝硬変になると肝臓の働きが低下して、もとに戻らなくなります。

脂肪肝はこうした肝臓病だけでなく、動脈硬化のリスクを高め、心筋梗塞や脳梗塞を引き起こす危険な病気であることもわかっています。また、脂肪肝はお酒をたくさん飲む人がかかると思われがちですが、そうではありません。お酒を飲んでいなくても、肥満でなくても、脂肪肝になることがあります。

●成人男性の3人に1人が脂肪肝

知っているようで知らない脂肪肝。一体どのような病気なのでしょうか。肝臓病のはじまりとなるのが肝炎です。これまで肝炎の8割近くを占めていたウイルス性肝炎が減少し、脂肪肝による肝炎が増えています。

脂肪肝とは、肝細胞の30%以上に中性脂肪が蓄積された状態です。世界3大珍味のひとつ、太らせたガチョウやアヒルの肝臓、まさにフォアグラと同じ！　脂肪肝は近年増加している生活習慣病のひとつで、日本の患者数は約2000万人。成人男性の3人に1人、成人女性の5人に1人が脂肪肝です。肥満者の20〜30%に脂肪肝が見られるとされます。

肝臓はエネルギー源として脂肪を作り、肝細胞の中にためています。しかし、使うエネルギーよりも作られた脂肪のほうが多いと、肝細胞に余った脂肪がどんどんたまっていきます。

血液検査で肝機能の検査項目に高い値があったり、メタボの傾向があると、脂肪肝の疑いが指摘されてエコー検査などを行います。正常な肝臓は赤みがかった色をしているのですが、脂肪肝になると脂肪のように黄色くなり、エコー検査では白く見えます。

正常な肝臓の中性脂肪は3〜5％。10〜30％は軽度脂肪肝、30〜50％は中度脂肪肝とされていますが、軽度でも、かなり脂肪が多い状態であると自覚してください。

肝臓は「沈黙の臓器」といわれ、病気が進行しても自覚症状はあらわれにくいです。肝臓は痛みなどを感じる神経が通っていないので、めったなことでは声を上げず、暴飲暴食を続けても、もくもくと働いてくれる我慢強い臓器です。肝機能が低下してきても症状は出にくく、さらに症状が進行すると、体がだるい、疲れやすい、肌が荒れやすくなる、肌がかゆくなるなど、やっとサインを出しはじめます。それでも痛みなどはないので、不調というレベルで見逃されがち。

そしてさらに肝機能が低下すると、ようやくSOSが発せられます。しかし、このときは体が黄色くなる黄疸《おうだん》、腹部に水がたまる腹水があらわれるなど、かなり病気が進行してしまっていて、肝炎や肝硬変などの状態に。こうなるとかなりまずい段階です。

●脂肪肝になると高血糖、高血圧、脂質異常症が悪化

脂肪肝の原因は何か?といえば、糖質や脂質のとり過ぎなどの食生活の乱れや、運動不足です。

もちろん、高血糖、脂質異常症の人も要注意です。脂肪肝ではなくても、血糖値や中性脂肪値が高い状態を放置していれば、いずれ脂肪肝になると意識すべきです。**脂肪肝になると高血圧のリスクが高くなるので、動脈硬**

化のリスクも同時に高まります。

コレステロールの90％は肝臓で作られます。肝臓で作られたコレステロールをＬＤＬ（悪玉）コレステロールが全身へ運び、余剰分をＨＤＬ（善玉）コレステロールが回収するという仕組みです。脂肪肝で肝機能が低下した状態では、全身から回収されるコレステロール量が減るので、血液中のコレステロール濃度が上がり、脂質異常症が悪化する恐れがあります。

肝臓は「体の化学工場」

我慢強い肝臓。どんな働きがあるのか見ていきましょう。

肝臓は内臓の中で最も大きな臓器で、なんと2500億もの肝細胞によってできています。大人の肝臓は体重の約50分の1ほどあり、重さは成人男性でおよそ1kg～1・5kg。肝臓はとても高い再生能力があります。手術などで60～70%を切りとってしまっても、半年後にはもとの大きさに戻り機能も回復するというからすごい臓器です。予備能力も大きく、機能の約8割が壊れても働き続けることができるので、ちょっとやそっとでは自覚症状があらわれないわけです。

肝臓はさまざまな酵素を使い、500を数える役目を担っています。

「体の化学工場」といわれるゆえんです。肝臓の働きの中でも重要なのが次の3つです。

①有害物質を解毒する
②栄養を代謝して、貯蔵する
③胆汁《たんじゅう》を作る

私たちは体に有害なものを日々取り入れています。血液中に取り込まれたこれらを無毒化して処理するのが肝臓のひとつめの役目です。

たとえば、アルコールは肝臓で分解されるということはご存知ですよね。アルコールを分解する途中で毒性の強いアセトアルデヒドという物質が発生しますが、肝臓ではこれをすみやかに分解、無毒化します。また、たんぱく質（肉など）の消化のプロセスで発生するアンモニアも体にとっては有害で、肝臓で分解して尿として排出します。

治療などで薬を飲んだとき、服用後一定期間でその効果は消えますが、これは肝臓の解毒作用によるものです。たばこに含まれるニコチンを中和するのも肝臓の役目です。

肝臓は栄養素を代謝したり、貯蔵する働きもあります。これが2つめです。食事からとった栄養素はそのままでは体に吸収されません。炭水化物、たんぱく質、脂質の3大栄養素は、肝臓で代謝されます。使いやすい形に変えて貯蔵し、必要なときにそれらを分解してエネルギーを作り出します。肝臓ではブドウ糖をグリコーゲンとして、脂肪は中性脂肪として貯蔵します。このほか、ビタミンD、ビタミンA、ビタミンEなどの脂溶性ビタミン、鉄なども肝臓で貯蔵されます。

3つめが胆汁を作る働きです。胆汁は脂肪の消化吸収に必要な成分で、これを作り出し、肝臓の横にある小さな袋である胆のうに保管します。肝臓は1日に1ℓほどの胆汁を作ります。

まず気をつけたい、アルコール性脂肪肝

それでは、脂肪肝をもう少し詳しく見ていきましょう。

脂肪肝には種類があります。**脂肪肝はアルコールが原因の「アルコール性脂肪肝」と、お酒以外の食生活や習慣によって引き起こされる「非アルコール性脂肪肝」に分けられます。**そこから進行すると肝炎になり、さらに悪化すれば肝硬変→肝がんといった命にかかわる病気に進行します。

最初にアルコール性脂肪肝について説明します。

アルコール性脂肪肝は、アルコールの過剰摂取が原因の脂肪肝です。アルコールの過剰摂取とは、いったいどのくらいをいうのでしょうか。1日

に純アルコール換算量60g以上の飲酒量で、5年以上の飲酒を続けている人をいいます。純アルコール換算量60gというのは、日本酒3合、ビール中びん（500㎖）3本、焼酎1・8合、ワイン5杯、ウイスキーダブル3杯。女性は男性よりアルコールに弱いので、1日40gでもアルコール性脂肪肝を発症する恐れがあります。

肝臓は脂肪よりアルコールの分解を優先させるので、その間は脂肪分解が進まず脂肪が肝臓にたまりやすくなります。肥満、糖尿病の人も脂肪肝になりやすいです。

アルコール性脂肪肝を放置すると「アルコール性肝炎（ASH）」へと進みます。アルコール性肝炎とは、アルコールの摂取が原因で肝臓に炎症が起こった状態で、肝細胞が壊され、線維化（硬くなる）して働きが低下するもので、肝硬変の前段階とされています。放置したまま暴飲暴食を続けると、肝硬変や一部は肝がんにつながる危険性があります。

飲酒しなくても、肥満でなくても脂肪肝になることがある！

脂肪肝といえば、お酒をたくさん飲む人がなるというイメージですよね。しかし、お酒を飲まない、あるいは太っていなくても、脂肪肝にかかる人が増えています。それが「非アルコール性脂肪性肝疾患」（NAFLD）です。非アルコール性脂肪性肝疾患は、病気に進行した場合アルコール性脂肪肝よりも肝硬変や肝がんのリスクが高いこともわかっています。

非アルコール性脂肪性肝疾患の約80％は病気へ進行しない「非アルコール性脂肪肝（NAFL）」で、約20％は病気に進行する「非アルコール性脂肪肝炎（NASH）」です。

非アルコール性脂肪肝は、特に女性が多くなっています。脂肪肝の人の約2割はやせているとされ、肥満ではない、またはやせ型の人でも脂肪肝の人が多いことがわかってきました。大きく体重が増えなくても、たとえば2～3kg増えただけでも肝臓に中性脂肪がたまるといわれています。

●危険な脂肪肝を見分ける新しい概念「MAFLD」

近年、脂肪肝の研究が進み、**脂肪肝に軽い線維化が見られると、脳卒中や心筋梗塞といった動脈硬化に起因する病気のリスクが高くなる**ことがわかってきました。このような危険な脂肪肝を早期に発見するために、2020年に新しい概念が提唱されました。それが「**MAFLD（metabolic dysfunction-associated fatty liver disease）**」（**代謝異常を合併する脂肪肝**）です。

肥満、糖尿病、代謝異常が脂肪肝を悪化させる危険因子であることがわ

脂肪肝の種類

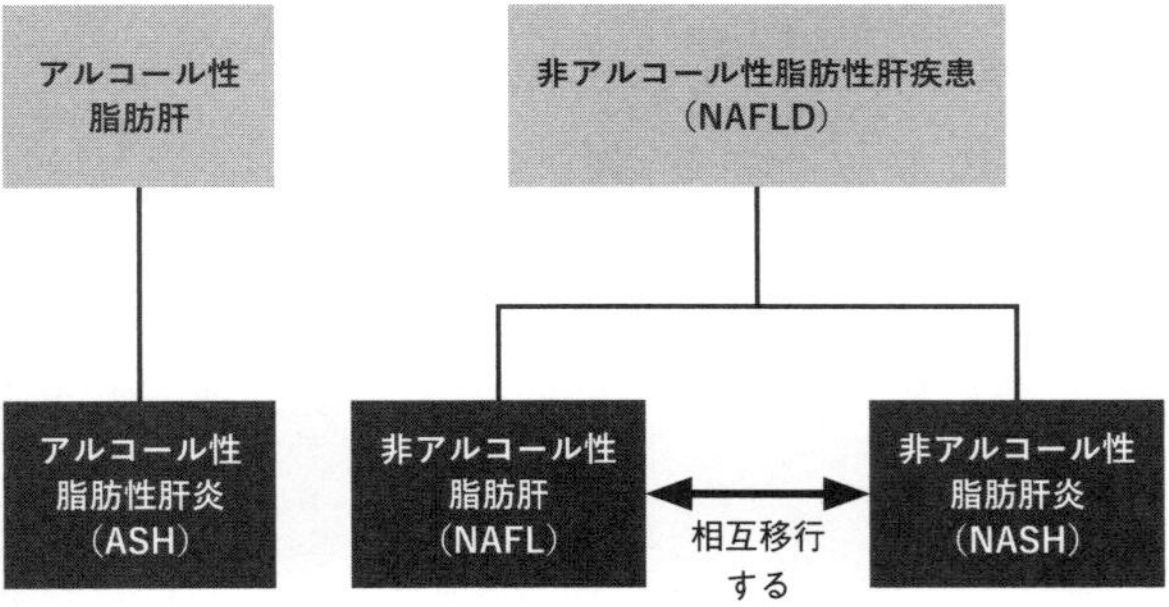

かったので、これらを併せ持つ「危険な脂肪肝」を見分ける必要が出てきたのです。代謝異常による脂肪肝で、アルコール性か非アルコール性かを区別することはしない概念です。

ＭＡＦＬＤの診断基準は、脂肪肝と左記の3項目のいずれかがひとつ以上ある状態と定義されました。

○肥満（アジア人ではＢＭＩ23以上）

○2型糖尿病

○やせ・正常体重では、2種類以上の代謝異常（高血圧症、内臓脂肪蓄積、耐糖能異常、脂質異常症など）すでにメタボリックシンドロームの人は要注意です。また、肝臓の線維化は男性よりも女性のほうが早く進む傾向があることもわかっています。

健康診断で内臓脂肪チェック
検査値はここを見る

では、自分の内臓脂肪がどのくらいたまっているのか、肥満や生活習慣病につながるリスクはどの程度なのかを知りたいですよね。

その目安になるのが、健康診断の結果です。

肥満に関係する検査項目と基準値（正常値）は89ページの表にまとめました。ここで取り上げる肥満に関係する項目は、身体計測（ＢＭＩ）、血中脂質検査、血糖検査、肝機能検査の数値です。基準値というのは、健康な人の95％が存在する範囲です。基準値を外れているというなら生活習慣が乱れている証拠です。

結果を見るときは、基準値内に入っているかどうかだけでなく、ここ数年でどう変化しているかもチェックしましょう。ずっと悪い状態なのか、急に悪くなったのか、以前は悪かったけれど基準値内に戻っているのか、それぞれ数値の意味が異なることもあるからです。自分の検査結果を確認してみましょう。

身体計測で肥満度を見る

BMI（Body Mass Index）

身長と体重をもとに肥満か、適切か、やせているのかを判定します。BMIが18・5～25未満であればひと安心。BMI25以上は肥満です。肥満だけでなくやせ過ぎもダメ。また、腹囲は男性は85㎝以上、女性は90㎝以上が内臓脂肪型肥満となります。ウエスト／ヒップ比も出してチェックしてみましょう。腹囲の基準とともに、血糖、脂質、血圧の検査値を見て、

健康診断検査値の目安

検査	検査項目	基準範囲
身体計測	BMI	18.5～25未満
血中脂質検査	総コレステロール	140～199mg/dℓ
	HDLコレステロール	40mg/dℓ以上
	LDLコレステロール	120mg/dℓ未満
	Non-HDLコレステロール（総コレステロール－HDLコレステロール）	90～149mg/dℓ以下
	中性脂肪（TG）	150mg/dℓ未満
血糖検査	空腹時血糖	100mg/dℓ以下
	HbA1c（ヘモグロビン・エーワン・シー）→過去1～2か月の血糖の平均的な状態を反映	5.6％未満
肝機能検査	AST（GOT）	30U/L以下
	ALT（GPT）	30U/L以下
	γGTP	男性：50U/L以下 女性：30U/L以下

※基準範囲は検査機関によって異なる

メタボリックシンドロームかどうかの判断もします（46ページ参照）。

血中脂質検査で脂質代謝を見る

コレステロール、中性脂肪は脂質代謝の指標です。

総コレステロール

ＨＤＬコレステロールとＬＤＬコレステロール、中性脂肪から算出されます。２６０㎎／dℓを超えたら薬で下げる必要があります。遺伝的に高い人もおり、この場合食事管理だけでは下がりにくいので、適切な対処が必要です。

ＨＤＬコレステロール

善玉コレステロールで、正常値は40㎎／dℓ以上。この値が高いと動脈硬化を予防するよい状態です。

ＬＤＬコレステロール

悪玉コレステロールで、基準値外の場合、１４０～１８０㎎／dℓであれば食事や運動で改善。180mg／dℓ以上は投薬治療が考慮されます。この値が高いと動脈硬化が促進されます。総コレステロールが正常範囲でも、LDLコレステロール値140mg／dℓを超えると注意が必要です。

Non-HDLコレステロール

総コレステロールから善玉コレステロールを引いた値。2018年の特定健診から追加され、脂質異常症の診断基準にもなっています。

以前は、動脈硬化の原因になるコレステロールはLDLコレステロールだけと考えられていましたが、研究などでほかにもあることがわかってきました。血液中には動脈硬化の原因になるLDLコレステロールとは別のタイプの悪玉が潜んでおり、中性脂肪が高い人はそれらの悪玉も多いとされ、動脈硬化になりやすいのです。

中性脂肪（TG／トリグリセライド）

中性脂肪は脂質代謝の指標で、食事との関連性が強いです。

中性脂肪は食前と食後では変動が激しいにもかかわらず、これまでは空腹時の基準値しか示されていませんでした。空腹時に正常でも、食後に数値が高い人は動脈硬化を発症しやすいことがわかっています。それをカバーする意味で、2022年7月に改訂された「動脈硬化性疾患予防ガイドライン」では、中性脂肪にかかわる項目に変更があり、随時（非空腹時）採血という新基準が追加されました。随時（非空腹時）採血175mg／dℓ以上で脂質異常と診断されます。

健康診断や人間ドックでは空腹で採血を行うことが多いのですが、今後は随時採血した場合の中性脂肪の判定基準も検討されていくかもしれません。

血糖検査で糖代謝を見る

空腹時血糖

空腹時の血糖の状態を見たもの。基準値は１００㎎／dℓ以下。日本糖尿病学会の基準では、１２６㎎／dℓ以上で糖尿病型とされ、再検査をして診断します。

ＨｂＡ１ｃ（ヘモグロビン・エー・ワン・シー）

ヘモグロビンＡ１ｃとは、赤血球中のヘモグロビンと血液中のブドウ糖が結合したもの。血糖が高いほど作られやすいです。赤血球の寿命は約４か月ほどなので、この数値で過去１～２か月の血糖の状態がわかります。正常値は５・６％未満。低過ぎも高過ぎも要注意です。

肝機能検査で肝臓の状態を見る

ＡＳＴ（ＧＯＴ）・ＡＬＴ（ＧＰＴ）

どちらも肝臓にある酵素で、肝細胞が壊されるとこの酵素が増えます。

風邪、疲労などによって数値が上がることもあります。

この2つの数値と比率で肝臓障害の程度や病気がわかります。正常ではASTがやや高め、脂肪肝になるとALTのほうが高めでASTは50U／L以上になります。

AST100～500U／LでALTよりも高い場合は、アルコール性肝障害や肝硬変、ALTのほうがASTより高く、AST100～500U／Lの場合は、慢性肝炎の可能性があります。

ALTは肝臓だけにあるのに対して、ASTは心臓、手足の筋肉、赤血球にも含まれます。ASTは激しい運動をした後や血圧が急激に下がったときにも上昇します。AST・ALTが異常値を示したからといって即病気とは限りません。

薬はなく、異常値が続く場合にはお酒を減らす、やめるなど食生活の改善が必要です。

γGTP

γＧＴＰは、肝臓の細胞に含まれる解毒にかかわる酵素。基準値は男性で50Ｕ／Ｌ以下、女性30Ｕ／Ｌ以下。アルコールをとり過ぎると細胞から多く分泌されます。この数値のみ高い場合はアルコールによるものです。

気をつけたいのは１００Ｕ／Ｌ以上になったときで、脂肪肝が進行している可能性があります。γＧＴＰが高くなっても自覚症状はないので、数値をチェックすることが大切です。

内臓脂肪は中性脂肪
コレステロールとの関係は？

おもにエネルギーとして使われる中性脂肪と、細胞膜やホルモンなどの材料になるコレステロール。どちらも脂質で、健康診断では、中高年になると気になりはじめる数値です。

ここでこの2つの脂質とその関係についてまとめておきましょう。

中性脂肪もコレステロールも脂質なので、本来水には溶けません。ですからどちらの脂質も、水に溶けやすいアポたんぱくという車に乗って「リポたんぱく」となり、血液中を移動しています。

食事から摂取された中性脂肪は、エネルギー源として脂肪細胞に貯蔵されます。また、脂肪酸に分解されて肝臓に取り込まれ、中性脂肪に再度合成されます。これらが必要に応じてエネルギーとして使われます。

コレステロールは、その7〜8割は体内で合成され、2〜3割は食品から摂取しています。LDLコレステロール（悪玉）とHDLコレステロール（善玉）があり、肝臓で作られたコレステロールを体の必要な場所に運ぶのはLDLコレステロール。増え過ぎると動脈硬化を促進してしまうので悪玉コレステロールと呼ばれます。一方、血管にたまった余分なコレステロールを回収するのがHDLコレステロールです。動脈硬化から血管を守っているので善玉コレステロールと呼ばれます。

問題が起こるのは、LDLコレステロールが増え過ぎたときというのはご理解いただけますよね。HDLコレステロールでの回収が追いつかなくなり、余剰分が血管にたまって動脈硬化を促進させます。

中性脂肪とコレステロール、2つの脂質には次のような関係があります。

中性脂肪とコレステロール

LDLコレステロール(悪玉)	コレステロールを全身に運ぶ"運搬役"	悪玉が増えて善玉が減ると、コレステロールが血管壁にたまり、血流を妨げるなどして動脈硬化が進む
HDLコレステロール(善玉)	余ったコレステロールを肝臓に戻す"回収役"	
中性脂肪	皮下や内臓に蓄えられ、体温維持や体を動かすエネルギー源として使われる。 増え過ぎると、善玉コレステロールが減り、悪玉コレステロールが増え、動脈硬化が進む	

○中性脂肪が増えるとHDLコレステロールは減り、中性脂肪が減るとHDLコレステロールは増える

中性脂肪が増えると、HDLコレステロールの働きが不安定になり減少します。

○中性脂肪が増えるとLDLコレステロールが増えがち

血液中の中性脂肪が増えると、LDLコレステロールの粒が小さくなって血管に入り込みやすくなったり、血液中に残りやすく

なったりします。ＬＤＬコレステロールの質が悪くなります。

本書のテーマである内臓脂肪は、いいかえれば中性脂肪です。その特徴をもう少し見ておきます。

中性脂肪は食事や薬の影響を受けます。食事でとった中性脂肪は分解されて4～6時間後に数値のピークを迎え、その後徐々に下がりはじめ、消えるまでには12時間ほどかかります。

病気や薬で中性脂肪値が上がることもあります。

数値を上げる代表的な病気は、糖尿病、腎臓病、肝臓病、甲状腺機能低下症、クッシング症候群などです。また、次のような薬を長期間服用している場合も、中性脂肪値が高くなることがあります。

・アレルギーや膠原病《こうげんびょう》などに処方されるステロイドホルモン
・循環器系の病気に処方されるβブロッカー
・腎臓病や高血圧に処方されるサイアザイド系利尿剤など

また、遺伝的に脂質の代謝に異常があり、脂質の数値が高くなる人もいます。暴飲暴食はしていないのに、家族全員中性脂肪値が高いというケースです。中性脂肪もコレステロールも両方高くなる、あるいはコレステロールだけ高くなることもあります。

これらは「原発性脂質異常症」と呼ばれ、食事の改善や運動をしても効果はありません。肝臓での中性脂肪の合成を抑える薬などを使い、脂質異常を改善します。

ただし、薬で中性脂肪値を改善できたとしても、肥満は解消できません。適正体重を超えている人は、食事の改善や運動の実践で体重を減らすことで、ほかの病気を予防する必要があります。

内臓脂肪の増加で生活習慣病のリスクが急激に上がる

最後になりましたが、内臓脂肪型肥満がどのような病気を引き起こすのかについてまとめました。これらの病気は相互に関係し、発症することもあります。

●高血圧

日本人は昔から塩分の多い食事をとってきたので、高血圧というと塩分のとり過ぎが原因と考えがちです。でも近年は、内臓脂肪型肥満が原因の高血圧が増えています。

内臓脂肪型肥満はどのように高血圧につながるのでしょうか。

それにはすい臓が分泌するインスリンというホルモンが関係しています。インスリンは血液中のブドウ糖をエネルギーとして使うのを助けますが、内臓脂肪が増えるとインスリンの効き目が悪くなります。体はインスリンをたくさん出してそれを補おうとするので、血液中のインスリン濃度が高くなります。こうなると血液中のナトリウムを排出しにくくなったり、血管が収縮したりして血圧が上昇してしまうのです。

血圧が高くなっても自覚症状はありません。内臓脂肪型肥満の人が必ずしも高血圧になるわけではありませんが、そうでない人と比べると2～3倍も高血圧を発症する確率が高くなります。

●糖尿病

糖尿病とは、高血糖が慢性的に続く状態です。内臓脂肪が増えると、体に悪い悪玉アディポサイトカインが増え、インスリンの働きを妨げます。それを補うためにすい臓からインスリンが過剰分泌されるのですが、こうした状態が続くと、すい臓が疲れてしまい、インスリンの分泌量が減少していきます。するとブドウ糖が血液中に残り、高血糖の状態になります。日本人は欧米人に比べるとインスリンの働きを助ける善玉のアディポサイトカインをしっかり分泌できない人が多いそうです。またインスリンの分泌量も少ないので、それだけ糖尿病になりやすいのです。

●脂質異常症

脂質異常症とは、血液中の脂質の値が基準値から外れた状態をいいます。脂質異常症には、ＬＤＬコレステロール（悪玉コレステロール）、ＨＤＬコレステロール（善玉コレステロール）、トリグリセライド（中性脂肪）の血中濃度の異常があります。これらはいずれも、動脈硬化を促進させます。

中性脂肪は体脂肪のもととなる物質で、通常は一定量、血液中に存在するのですが、内臓脂肪型肥満になるとその濃度が高くなります。コレステロールは善玉と悪玉があり、通常はバランスを保持していますが、内臓脂肪が増えると善玉コレステロールは減り、悪玉コレステロールが増えます。こうして動脈硬化のリスクが高くなります。

●動脈硬化

動脈硬化は初期症状がほとんどなく、静かに進行していくため「沈黙の病気」といわれます。血管の内側の壁にプラーク（コレステロールのかたまり）がついたり、血栓が生じたりして血管が詰まりやすくなります。動脈は、心臓から送り出される血液を全身に運ぶ血管です。

動脈はもともと弾力性があり、血液がスムーズに流れるよう、管の内壁はとてもなめらかです。ところが内壁に脂質などがたまると、血液の流れが悪くなります。

　この状態が動脈硬化です。動脈硬化が進行すると、ますます血管の弾力性が失われますから、血管が傷ついて破れたり、あるいは動脈瘤《どうみゃくりゅう》ができて血液の流れが悪くなったりします。その結果、その動脈の先にある臓器が影響を受けて機能低下を招き、さまざまな重篤な病気が引き起こされることになります。脳卒中や大動脈瘤、腎不全や心筋梗塞などがそうです。

　現在ではまだ、動脈硬化の原因は明確には特定されていませんが、脂質異常症（血中コレステロールや中性脂肪の増加）、高血圧や糖尿病などの生活習慣病、さらに肥満や喫煙も、動脈硬化を促す要因となることがわかっています。

●慢性腎臓病

　腎臓は老廃物を体の外へ排出する重要な臓器です。最も重要な働きは、毛細血管のかたまりである糸球体《しきゅうたい》で血液をろ過し、尿を作ること。これによって、老廃物や過剰な塩分などが排出されます。また、体液量や血圧を調整したり、赤血球を増やすホルモンを作って貧血にならないようにしたり、ミネラルのバランスや骨の健康を保つなど、多様な役割を担っています。

慢性腎臓病（ＣＫＤ）は、腎臓の機能が低下した状態が慢性的に続く病気の総称で、近年増加しています。内臓脂肪の蓄積で腎機能の障害が起こることがわかってきました。

慢性腎臓病は放置していると症状のないまま進行し、いずれ腎不全となって人工透析が必要になったり、脳卒中や心筋梗塞などの合併症を起こしたりすることもある怖い病気です。

●睡眠時無呼吸症候群

睡眠時無呼吸症候群は、睡眠中に何度も呼吸が止まる状態（無呼吸）が繰り返される病気です。医学的には、10秒以上息が止まる状態が、平均して1時間に5回以上睡眠中に見られる場合は、この病気と診断されます。日本における睡眠時無呼吸症候群患者は約500万人とされていますが、そのうち適切に治療を受けているのはせいぜい1割程度。睡眠中に何度も息が止まると眠りの質が悪くなり、日中の眠気や体のだるさなどの症状を引き起こし、社会生活に影響を及ぼすことがあります。また、血液中の酸素が欠乏することによって心臓、脳、血管に負担がかかり、脳卒中、狭心症、心筋梗塞などの重篤な合併症をきたす危険が高まります。そのほか糖尿病、高血圧症などさまざまな持病への悪影響も報告されています。肥満になると、のどのまわりに脂肪がついて気道が細くなり、空気の通りが悪くなってこの病気につながるとされています。内臓脂肪は関係ないように思えますが、内臓脂肪が蓄積すると肺や気道の動きに支障をきたすので、無関係ではないのです。

●がん

がんは日本人の死因の第1位。肥満が進むとがんのリスクが高まることがわかっています。国立がん研究センターは、肥満により大腸がん、肝がん、食道がん、すい臓がん、腎臓がんなどのリスクが高まると指摘しています。

では、なぜ肥満ががんにつながるのでしょうか。肥満で高血糖の状態が続くと、血中のインスリン濃度が高くなります。高血糖の状態を解消しようとすい臓がインスリンを大量に分泌するためです。インスリンには細胞を増殖させる働きがあり、がん細胞も増殖させてしまうのです。がん細胞は人間の体の中で発生しますが、通常は免疫細胞などに殺されるので問題ありません。しかし、インスリンの濃度が高くなるとがん細胞の増殖が進み、免疫細胞での退治がおいつかなくなります。また、善玉のアディポサイトカインであるアディポネクチンには細胞の増殖を抑える働きがありますが、内臓脂肪が増えると、アディポネクチンの分泌量が減るので、これががんのリスクを高めるともいわれます。

女性の場合は肥満になると乳がんや子宮体がんのリスクが高くなります。これらのがんは女性ホルモンのエストロゲンが発症を促すことが知られています。脂肪は女性ホルモンの材料です。閉経後の女性はエストロゲンが減少しますが、肥満の場合、脂肪細胞でエストロゲンが作られるので女性ホルモンが増え、リスクが高くなるのではないかと考えられているようです。

●認知症

高齢化とともに増えている認知症。認知症は脳の神経細胞が死滅することで、認知機能が低下して起こるもの。肥満や内臓脂肪と関係があるとされる研究結果が出ています。

国内の大学や民間会社との共同研究で、65歳以上の人で内臓脂肪が多いと認知機能が低下していることがわかり、脳の構造異常も発生していることがわかりました。この研究では、内臓脂肪を減らすことは、認知症リスクを減らすことにも寄与する可能性があるとしています。

海外の研究では、中年期にメタボリックシンドロームがあると、認知症を発症するリスクが高くなることが指摘されています。動物実験ですが、蓄積した内臓脂肪から、脳の神経細胞を破壊する物質が分泌されているという報告があります。

第3章

「食べ方」を変える！内臓脂肪がどんどん落ちる食事術

食事を抜くとかえって太る体になる

第3章では、内臓脂肪を減らす食べ方を解説していきます。

内臓脂肪を落とすには、食事管理は欠かせません。運動だけで落とそうと思ってもなかなか効率よく落とせないというのが現実。食べ過ぎが内臓脂肪蓄積の原因なんだからと、**食事を抜くなど、極端に食べない生活を長期間続ける人がいますが、それではかえって太ってしまうのです。**まずはこれを肝に銘じてください。

食べなさ過ぎは太る、そのメカニズムを説明しましょう。

食事を抜いたり、極端に量を減らすということは、体作りに不可欠な栄養素も不足しがちになるということ。筋肉の原料となるたんぱく質も当然不足します。こうなると筋肉が作られなくなり、筋肉量が減ります。一方で、おもなエネルギー源である炭水化物や脂質も足りなくなるので、体は筋肉を壊してそこからエネルギーを得るようになります。つまり「作られない」「分解される」となって筋肉がどんどん減っていきます。こうなると、安静にしていても消費されるエネルギー、つまり基礎代謝量は減ってしまい、太りやすくなるのです。食事量が極端に少なくなれば、ミネラル、ビタミンなども不足します。筋肉作りにはこうした栄養素も不可欠です。足りなければ筋肉は効率よく作られません。

そもそも**食べないと、体は一種の飢餓状態となります。「エネルギーをためておかないと」と次に取り込んだ栄養素を吸収しやすくなります。**血糖値は急激に上がり、インスリンがたくさん分泌され、脂肪をため込みやすくなり、太る流れを作ってしまうのです。

まず1週間。「食べてやせる」体になる食べ方のコツ

では、内臓脂肪を減らすにはどうすればいいのか？

極端に食べない選択ではなく、食べる量を減らせばいいのです。思い出してください。内臓脂肪が蓄積するのは、消費エネルギーよりも摂取エネルギーが多いから。**内臓脂肪は出し入れ自由な普通預金の脂肪なので、シンプルに食べる量を減らせばすぐに効果が出ます。**

でも、なかなか成功しない……そのわけを少しお話ししておきましょう。

結論からいうと、ダイエットは人間の体に備わっている、「健康でいよう」とする働きに反する行為なので、一筋縄ではいかないのです。

人間の体にはホメオスタシス（恒常性）という機能が備わっています。これは現在の体の状態を維持し、健康に生き延びようとする防衛本能のようなもの。せっせと蓄えた栄養を無理に減らそうとすれば、体はそれを危機ととらえ阻止しようと働きます。生理的に、人間の体はやせることを許してくれないのです。

こうした状況下でダイエットを成功させるには、体が異変を感じないくらいゆっくりと減量していくか、もしくは、体が異変を感じてホメオスタシスが働きはじめる前に一気に減量するか、この2つのいずれかしか方法はありません。

1か月1kgずつ減らしましょうといった時間をかけるダイエットは前者。ダイエットの王道で、リバウンドが少ない一般的な減量法ですね。食事コントロールと適度な運動で減量目標は達成できるはずです。この方法では外見上はあまり変化がないかもしれませんが、確実に内臓脂肪は減っていきます。本書でお伝えしていく内臓脂肪を減らす食事のコツは、こちらの方法で内臓脂肪を落としていくためのものです。

食事の量を減らす、と聞くと「お腹がすいてつらいんじゃないか」などと不安になるかもしれません。**無理せず、まずは1週間続けてみましょう。徐々に体が慣れてくると同時に、体が少しだけでも変化している**ことを実感するはずです。ほんのちょっとの変化でも、結果が出ればモチベーションが上がります。さらに1週間頑張れば、体は確実に変わっていきます。

適切な栄養バランスと水分摂取でダイエット成功を底上げする

さあ、ここからが本題です。ダイエットの王道に沿って、内臓脂肪を減らすための栄養や食事のコツを取り上げます。

まずダイエットをする前に知っておいていただきたい栄養素と水分の話をしておきましょう。

私たちの体は食べ物によって作られています。食事から栄養を過不足なくとらないと代謝は進まず、細胞は作りかえられませんし、エネルギー不足になれば体の機能は低下し、動くことさえできなくなります。

今さらと思うかもしれませんが、体を作るのが次に紹介する5大栄養素です。**エネルギーとなるのが、このうちの炭水化物（糖質）、脂質、たんぱく質です。これらは体の中で余ると内臓脂肪として蓄積される、**という
ことは覚えておいてください。ざっとおさらいしておきます。

【5大栄養素】

炭水化物

炭水化物は糖質と食物繊維に分けられ、糖質はあらゆる運動のエネルギー源になります。余ったら脂肪として蓄えられます。糖質を含む代表的な食品は、米、パン、そば、うどん、砂糖、いも類など。

脂質

おもにエネルギー源となります。代表的な食品は油、バター、肉脂など。

たんぱく質

人間の体は約40兆個の細胞が集まってできており、その原料となります。

たんぱく質は20種類のアミノ酸でできており、このうち9種類は体内で合成できない「必須アミノ酸」と呼ばれるもので、食事からの摂取が不可欠です。魚、肉、卵などから摂取できる動物性たんぱく質と、大豆や大豆加工品などからとれる植物性たんぱく質があります。

ビタミン

体の調子を整える働きを担います。体内ではほとんど作られないので食品からの摂取が必要です。人間に必要なビタミンは13種類あり、水溶性ビタミンと脂溶性ビタミンがあります。エネルギー源にはなりません。

ミネラル

ビタミン同様、体の調子を整える働きがあり、体内で作り出せないので、食品からの摂取が不可欠。カルシウム、鉄、カリウム、ナトリウム、マグネシウムなど。エネルギー源にはなりません。

健康的にやせるには、これら5大栄養素を過不足なくとることです。基礎代謝量に深くかかわる筋肉の原料となるたんぱく質はしっかりとり、エネルギー源となる炭水化物や脂質はとり過ぎないこと。栄養素の吸収やさまざまな代謝をスムーズに行うためには、ビタミンやミネラルが欠かせません。

●水分をしっかりとることでやせる

栄養と同じくらい大切なのが水分のとり方です。

人間の体は約60％を水分が占めているので、水分の摂取がいかに重要かは理解できると思います。水分は、糖質やたんぱく質を消化吸収する際に必要ですし、体に不要なものを排出したりする際には、媒介役として働きます。人間には1日2・5ℓの水分補給が必要です。食事などからおよそ1・3ℓの水分を得られるので、残り1・2ℓを飲み水として摂取することで、体内の循環もスムーズになります。血液の多くは水分です。**適切な水分摂取で血液量が増えてサラサラになり、血流もよくなれば、脂肪もよく燃え代謝も向上します。**もちろん排便も促します。

内臓脂肪がたまっている人はそもそも代謝があまりよくありません。ダイエットをスムーズに進めるためにも、水分摂取を心がけ、体内のめぐりをよくしておきたいものです。

食べ過ぎは「なかったこと」にできる！

栄養素と水分以外にも、ダイエットをクリアするために知っておいていただきたいことがあります。それが、**「食べ過ぎはなかったことにできる」**ということです。「友人との食事会でつい食べ過ぎてしまった」あるいは「会社の飲み会で休肝日を守れなかった」「我慢していたおやつを食べてしまった」ことなどをきっかけにして、「やっぱりだめだあ〜」と落ち込んで挫折してしまったことはありませんか？　ダイエットしている人にありがちなのが、きちんと食事コントロールができていたのに、こうした一度や二度のミスでそれをあきらめてしまうことです。

食事会や飲み会で、脂質や糖質を必要以上にとってしまってもそれがすぐに脂肪に変わるわけではありません。糖質や脂質が消化されると肝臓に運ばれ2日間ほど蓄えられるのですが、ここで消費されなかった分が体脂肪としてたまっていきます。**肝臓に蓄えられている2日間のうちに消費できれば、体脂肪はたまりません。**つまり、この間に、余分なエネルギーを消費する工夫をすれば、食べ過ぎてしまった分を帳消しにできるというわけです。

食べ過ぎてしまったら、その後の2日間だけ朝、昼、夜の食事量を半分にしてみましょう。あるいは脂質や糖質が少ない食事にします。さらに、いつもより動いて身体活動を増やすのです。会社ではエレベーターではなく階段を使う、一駅手前で下車して会社まで歩くなど。

食べ過ぎてもリカバリーできると思えば、ちょっと失敗をしたとしてもそれを乗り越えていけます。

また、簡単に実行できそうな小さな目標を立ててダイエットに取り組むことも、モチベーションアップのコツです。夜10時以降は食べない、ジュースはやめてお茶にする、お菓子の買い置きをやめる、休肝日を作る、毎日体重を計測する、ごはんはゆっくり食べる、食べたものを記録するなど、何かひとつでいいのでクリアしたら自分をほめてあげましょう。毎日続けていくことで達成感が生まれ、ダイエット継続のパワーになります。

ダイエットをはじめるのに適した時期はあるの？という質問をよく受けます。寒い冬は体を温めるために脂肪を燃やす活動が活発になるので、夏よりも基礎代謝が高くなることが知られています。**ダイエットに適した季節は夏よりも冬といえます。**また、女性の場合、生理後2週間は減量に適しています。この時期、エストロゲンの分泌量が増加することで代謝がアップ。さらに体内にため込んでいた水分も排出されやすくなります。精神的にも安定していて、食欲もコントロールしやすい時期です。

あなたの問題は脂質？　糖質？自分の健康状態をチェック

　ではさっそく、内臓脂肪を減らすダイエットに取り組んでいきましょう。Aの「脂質代謝の数値が気になるタイプ」、Bの「糖代謝の数値が気になるタイプ」に分け、自分がどちらのタイプか判断して、それぞれに合ったダイエットに取り組んでください。

　まずは、自分の体の状態を知るために、第2章で取り上げた肥満にかかわる健康診断の項目をチェックします（90ページ参照）。「脂質代謝の検査」と「糖代謝の検査」から、以下にあげる〈気になる数値〉を見つけましょう。たとえば中性脂肪値が基準値を超えているということであればA

タイプです。

A　脂質代謝の数値が気になるタイプ↓128ページへ

〈気になる数値〉

□中性脂肪が高い

□LDLが基準値より高い

□HDLが基準値より低い

〈気になる食習慣〉

□揚げ物をよく食べる

□脂っこい料理や濃い味の料理が好き

□夜食や間食で、スナック菓子やカップめんをよく食べる

B　糖代謝の数値が気になるタイプ↓146ページへ

〈気になる数値〉

□空腹時血糖値が基準値上限すれすれか、やや高め
□空腹時血糖値は正常だが、食後血糖値が高いといわれたことがある
□HbA1cが基準値より高い
〈気になる食習慣〉
□ごはんをおかわりする、あるいは大盛を頼む
□菓子パンをよく食べる
□甘いものをよく食べる
□1日3回、毎食後に果物を食べる

健診結果がわからない場合は、自分の現在の食習慣を振り返り、AとBの〈気になる食習慣〉のどちらに多くあてはまるかをチェックして、多いほうのタイプのダイエット法から着手していきます。

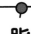

脂質代謝の数値が気になる人の食事のコツ

まずは、Aの脂質代謝の数値が気になるタイプの人に向けたアドバイスです。

〈気になる数値〉

□中性脂肪が高い

□LDLが基準値より高い

□HDLが基準値より低い

〈気になる食習慣〉

□揚げ物をよく食べる

□脂っこい料理や濃い味の料理が好き
□夜食や間食で、スナック菓子やカップめんをよく食べる

右の項目があてはまる人は、体内の脂質の代謝が悪く、脂質異常症のリスクが高い人です。体内で脂質の流れがうまく調節できなくなっていたり、食事から体内に取り込む脂質の量が多くなり過ぎています。**脂質の量や質に目を向けて、そのとり方を見直しましょう。**

●「見えない油」に気をつける

油には「見える油」と「見えない油」があります。見える油とは、植物油やバターなど普段の調理で使う油のこと。見えない油は、食材や食品に含まれている油で、食べるときは意識しづらい油です。たとえば、トーストを食べるとしましょう。パンにつけるマーガリンやバターは目に見えるので、量を減らそうなどと注意を払いますが、パンそのものにもバターな

どが含まれていることがあります。でもこちらは見えないので見逃してしまいがち、ということです。

日本人は、**全体のおよそ8割を見えない油、残りの2割を見える油から摂取しています。**

脂質には体作りにおいて大切な役目があることは前述しましたが、過剰摂取は肥満につながるので、健康を維持するために1日にとるべき適切な摂取量というのがあります。

厚生労働省の「日本人の食事摂取基準（2020年版）」では、「生活習慣病の予防のために現在の日本人が当面の目標とすべき摂取量」として、1日の総エネルギー摂取量に占める脂質の割合は20％以上30％未満（30〜75歳）と設定されています。

1日の推定エネルギー必要量（身体活動レベル「ふつう」の場合）は、30〜49歳の男性で2700kcal、同年代の女性で2050kcalです。男性なら2700kcalのうち20%から30%未満を脂質でとるわけですから、540~810kcalを脂質からとることになります。脂質1gは9kcalなので、男性は60~90gが目安です。女性も同じように算出すると、410~615kcalを脂質からとることになり、46~68gが目安です。

わかりやすくいうと、大さじ1杯は約15gなので、**男性なら大さじ4~5杯強、女性は大さじ3~4ほどです。**自炊ではそんなに油を使っていないかもしれませんが、この量は見えない油も含んだもの。肉や魚の油もこれに含まれます。さらに、パンやめん類、総菜、スナック菓子やインスタント食品などの加工食品にはたくさんの油が使われているので、**知らないうちに適量を大幅に超えて摂取してしまう可能性が高い**、という事実を知ってください。

どんな脂肪も1gは9kcal！

それでは具体的にどのように脂質をとっていけばいいのでしょうか。オリーブ油やアマニ油は体にいい油といわれています。でも、どんな油でも1gは9kcalです。体にいい油はエネルギーが少ない、なんてことはありません！　**どんなに体にいい油でも、とり過ぎて消費されなければ体脂肪として蓄積され、内臓脂肪になることには変わりありません。**

内臓脂肪を減らすには、油の質に目を向けましょう。

油は「飽和脂肪酸」と「不飽和脂肪酸」の2種類に分けられます。

飽和脂肪酸

飽和脂肪酸は常温で固まる油で、高い温度でないと溶けません。ステアリン酸やパルミチン酸などがあります。とり過ぎるとＬＤＬ（悪玉）コレステロールを増やすので、とり方には注意が必要です。飽和脂肪酸を多く含むのは、牛脂やラードやバター、マーガリン、ショートニング、ココナッツオイルやパーム油など。

不飽和脂肪酸

不飽和脂肪酸は低い温度で溶け、常温では液体の油です。不飽和脂肪酸は、一価不飽和脂肪酸と多価不飽和脂肪酸に分類されます。一価不飽和脂肪酸は体内で飽和脂肪酸から合成される「ｎ－９系脂肪酸（オメガ９）」です。オレイン酸がよく知られており、血液中のＬＤＬ（悪玉）コレステロールを低下させる効果があるといわれています。オリーブ油、なたね油（キャノーラ油）、こめ油などに多く含まれています。

脂肪酸の種類

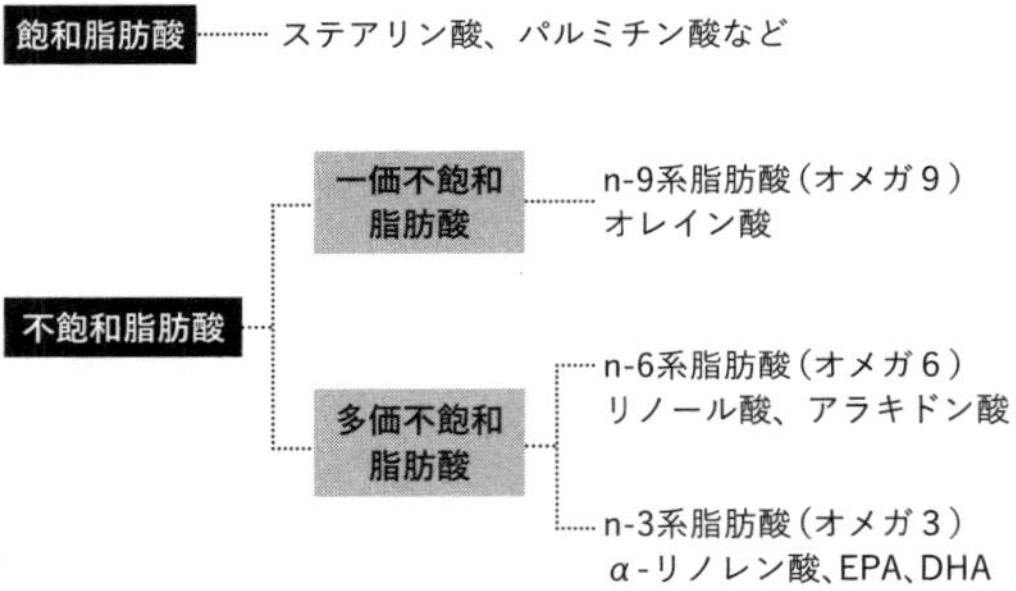

多価不飽和脂肪酸は、体内で合成できない必須脂肪酸で、「n－6系脂肪酸（オメガ6）」と「n－3系脂肪酸（オメガ3）」があります。オメガ6にはリノール酸やアラキドン酸があり、大豆油やコーン油などの植物油に多く含まれます。オメガ3にはα－リノレン酸やEPA、DHAがあり、エゴマ油、アマニ油、魚に多く含まれます。

体にいいとされるのは、不飽和脂肪酸です。オメガ6の油は、加工食品などに使用されている場合が多く、意識しなくてもすでに十分に摂取できていると考えられます。

健康のために意識的に摂取したいのは、オメガ3とオメガ9の油です。オメガ3には、LDL（悪玉）コレステロールを減らし、HDL（善玉）コレステロールを増やす働きがあります。

一方、オメガ9にはHDLコレステロールを減らさずにLDLコレステロールだけを減らす働きがあります。

オメガ3は、熱に弱く酸化しやすいので加熱料理には向きません。生野菜のサラダやヨーグルト、納豆などにかけたり、ドリンクに混ぜたりして、加熱せずに使うのがおすすめ。オメガ9は加熱しても酸化しにくいので炒め物や揚げ物に使えます。

EPA、DHAを多く含む魚

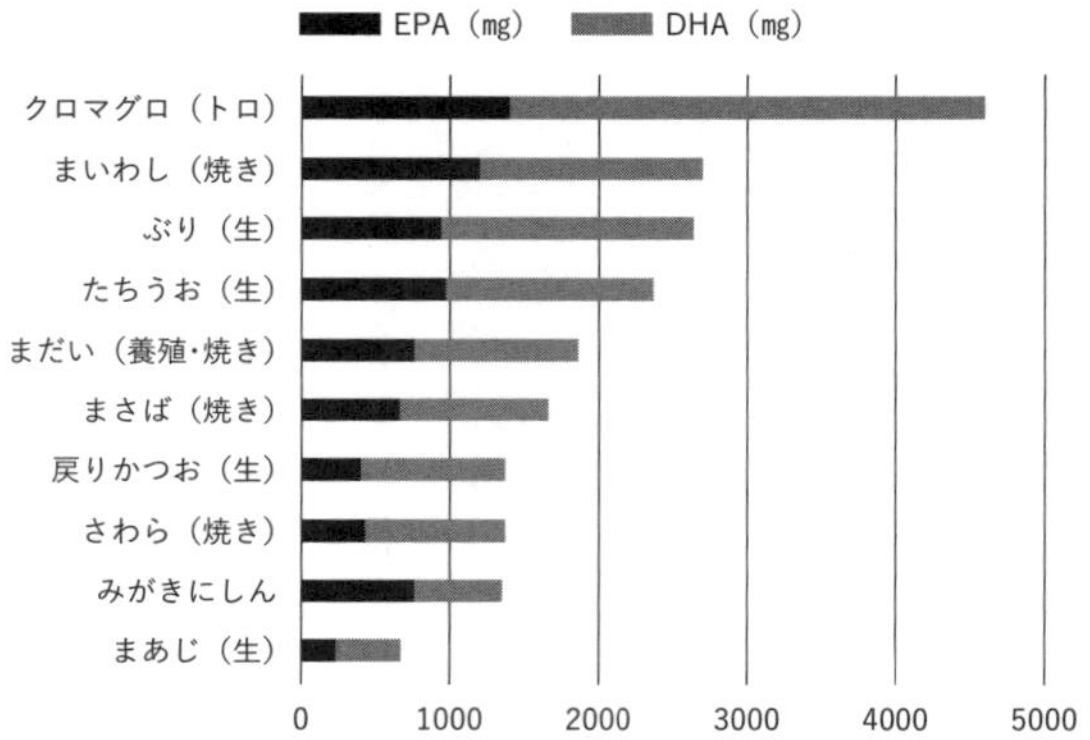

※可食部100g当たりの含有量（『八訂増補日本食品標準成分表脂肪酸成分編』をもとに作成）

●魚の油、EPAやDHAは体脂肪の増加を抑える

EPA（エイコサペンタエン酸）とDHA（ドコサヘキサエン酸）はよく耳にしますよね。どちらもオメガ3の油で、体内の中性脂肪を減少させて内臓脂肪をつきにくくする働きがあります。どちらも体内では作ることができないので、食事からの摂取が不可欠です。

効果を得るには1日に1000

mgをとることがすすめられています。ＥＰＡやＤＨＡを比較的多く含む魚が右のグラフの通りです。魚の油にはＥＰＡとＤＨＡが一緒に含まれているので、魚を食べることで両方の栄養素をとることができます。

ＥＰＡは青魚に多く含まれ、いわしなどがその代表です。そのほかにもクロマグロなどにも多く含まれています。旬の魚は、特にＥＰＡが豊富。ＥＰＡやＤＨＡを最も効率よく摂取するには、お刺身など生で食べること。焼く、蒸す、煮る、揚げるといった調理をすると成分が多少流れ出てしまうからです。

魚はさばくのが面倒、臭いが苦手という人もいるでしょう。そんなときは缶詰を活用します。さば缶、いわし缶、さけ缶などなど。煮汁に魚の油が溶け出しているので、料理をするときには缶の煮汁も一緒に使い切るといいですね。

見えない油はとり過ぎに注意！

食材に含まれる見えない油はとり過ぎてしまいがちなので、調理法の工夫で減らしてから食べるのも手です。

たとえば、魚料理であじを調理する場合、お刺身や塩焼きよりは煮つけやフライのほうがカロリーが上がります。豚肉料理では、とんかつよりはしょうが焼きのほうがカロリーを抑えることができますし、ゆで豚ならさらに低カロリーになります。卵もゆで卵よりは、目玉焼きやスクランブルエッグのほうが高カロリーになります。

このように、**同じ食材であっても調理方法によってエネルギーが上がっ**

たり下がったりするのです。たとえ肉の脂質が少ない部位であっても、調理法を間違えば高エネルギーになってしまうのです。

おもな調理法とその特徴を見ておきましょう。

○ゆでる…お湯を使って食材を加熱する調理法です。食材の脂が流れ出るのでエネルギーダウンになります。

○蒸す…油を使わず、湯気や水蒸気を利用して食材を加熱する調理法。栄養をあまり失いません。

○煮る…基本的に油は使わず、水やだしに食材を入れて加熱する調理法。砂糖などの調味料を使うとエネルギーが上がってしまいがちです。

○焼く…直接火にかざす直火焼きと、フライパンなどの器具を使う間接焼きがあります。網焼きで油を使わないようにしたり、グリルやオーブンで余分な脂を落とします。

○炒める…少量の油を使って食材を混ぜながら加熱する調理法。フッソ加

同じ食材でも調理法でカロリーが変わる

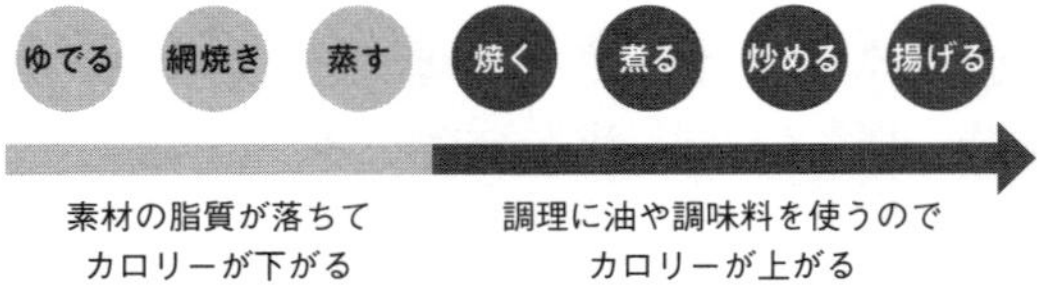

工のフライパンを使用し、油を使わずに調理することでエネルギーを抑えられます。

○揚げる…熱した油の中で材料に火を通すので、最もエネルギーが高くなる調理法です。揚げ物は素揚げ、唐揚げ、フライ、天ぷらの順に油の吸収が高くなると覚えておきましょう。

揚げ物はおいしいですよね。私も大好きです。でも、衣が油を吸ってしまうので、かなりの高カロリーに。揚げ物を作るときは、油の吸収が少ないキメの細かいパン粉を衣に使う、衣を薄くつける、あるいは食べるときに衣を外すなどするといいですね。揚げ物に限らず、肉を使うときはあらかじめゆでて脂を落として使うとヘルシーです。

低カロリーな調理法として覚えておいてほしいのは「ゆでる」「網焼き」「蒸す」です。これらの調理は油をほとんど使いませんし、食材の脂が流れ出ます。「炒める」「焼く」でフライパンを使う場合は、フッ素加工のほうが使用する油の量を減らすことができます。食材を軽くゆでてから炒めたり、炒め油はしっかり計量して使うようにしましょう。

調味料やドレッシング、塩分も内臓脂肪を増やす?!

どのような調味料を使うかによっても、摂取エネルギーは大きく変わってきます。**「サラダや野菜中心の食事をしているのにやせない」という人は、マヨネーズやドレッシングを使い過ぎてはいませんか。**サラダを食べるのであれば、ノンオイルドレッシングを選択して。良質な油であるアマニ油と塩でシンプルな味付けをするのもおすすめです。

エネルギーが高い調味料やドレッシングは以下の通り。どれも大さじ1杯当たりの脂質量です。マヨネーズ（9・1g）、サウザンアイランドドレッシング（5・8g）、ごまドレッシング（5・7g）、フレンチドレッシング（4・7g）、和風ドレッシング（2・1g）。カレー粉、こしょう、だしを使うと、油がなくても物足りなさを感じないはずです。

●塩分のとり方も重要

クリニックに来る患者さんから「塩分のとり過ぎで太りますか？」と聞かれることがあります。塩は0kcalなので、塩分のとり過ぎで太ることはありませんが、肥満と無縁とはいい切れません。

なぜなら、**塩分の高い味付けはおいしく感じられるので、食欲が増して食べ過ぎてしまう**からです。塩分をとり過ぎると体は塩分濃度を薄めるために水分を体にため込んで、むくみ→体重増加になることも。

塩分控えめな食事は結果的に食べる量を抑えられるので、内臓脂肪の蓄積リスクを下げます。うま味のあるだしを活用すると、塩分の高いみそ、塩、しょうゆの使用量を減らすことができます。

肉は部位によって脂質量がこんなに違う

高齢になっても肉を食べていると健康でいられるというイメージ、ありますよね。肉の脂には健康のためにはとり過ぎに気をつけたい飽和脂肪酸が含まれるので、食べ過ぎはいけません。とはいえ、肉は体を作る重要なたんぱく質源です。**内臓脂肪をためないという視点からいうと、食べる部位に気をつけましょう**、ということです。肉の種類やその部位によって含まれる脂肪の量は異なります。

赤身肉には、脂質の代謝を促すL－カルニチンと呼ばれる成分が入っています。鶏肉のささみ、鶏むね肉は低エネルギーです。

肉の部位と脂質量

牛肉

肩	19.8g
肩ロース	26.4g
リブロース	37.1g
サーロイン	27.9g
ヒレ	11.2g
もも	13.3g
バラ	39.4g

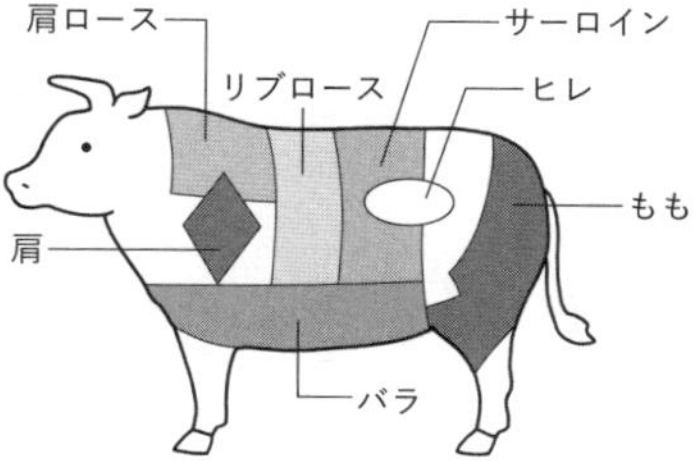

豚肉

肩ロース	19.2g
ロース	19.2g
ヒレ	3.7g
もも	10.2g
バラ	35.4g

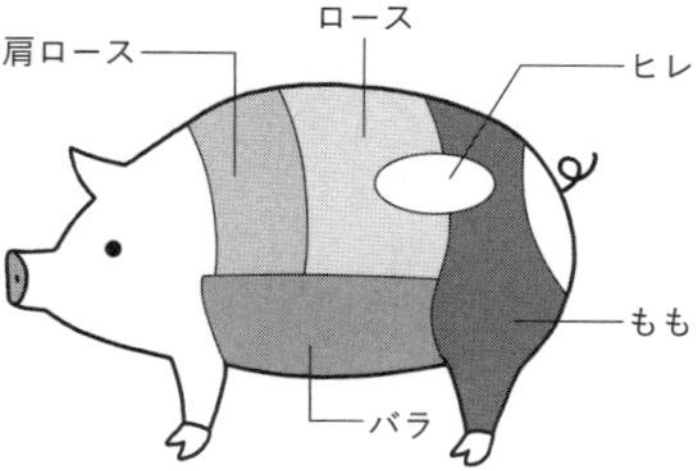

鶏肉

むね	5.9g
もも	14.2g
ささみ	0.8g
手羽先	16.2g
手羽元	12.8g

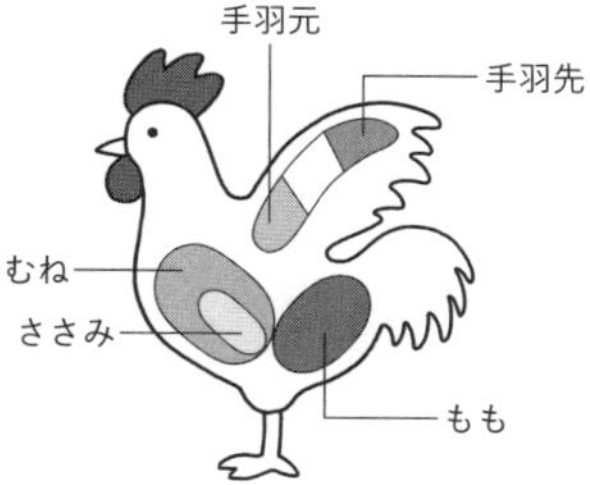

※いずれも可食部100g当たり
出典：『八訂食品成分表』

糖代謝の数値が気になる人の食事のコツ

ここからは、「B　糖代謝の数値が気になるタイプ」の人のダイエット法です。

〈気になる数値〉

□空腹時血糖値が基準値上限すれすれか、やや高め

□空腹時血糖値は正常だが、食後血糖値が高いといわれたことがある

□HbA1cが基準値より高い

〈気になる食習慣〉

□ごはんをおかわりする、あるいは大盛を頼む

□菓子パンをよく食べる
□甘いものをよく食べる
□1日3回、毎食後に果物を食べる

右の項目があてはまる人は、高血糖になるリスクが高い人です。米やパン、めん類などの糖質は、体内でブドウ糖に分解され、エネルギーとして使われますが、消費されなければ中性脂肪になります。果物はヘルシーなイメージですが、含まれる糖質は果糖で、砂糖の主成分であるショ糖と並んで中性脂肪に合成されやすいので、食べ過ぎはいけません。かぼちゃやいも類は、野菜の中でも糖質が多く、これらをとり過ぎても脂質蓄積につながります。

肉や魚などのたんぱく質源をしっかりとることを意識した食事に変えてみましょう。

●たんぱく質は食べても脂肪になりにくい

内臓脂肪を減らす、その大きなキーとなるのが基礎代謝のアップ。そのために重要なのが、エネルギー生産工場である筋肉を育てることです。

たんぱく質は脂肪になりにくい栄養素です。第1章では、消費エネルギーのひとつ、食事をすることで消費される、食事誘発性代謝について取り上げました（41ページ参照）。たんぱく質は食べたエネルギーの約30%が食事誘発性代謝として消費されます。糖質が約6%、脂質が約4%ですから、それらと比べるとかなり大きいのです。たんぱく質から得られる食事誘発性代謝について、もう少し詳細に見ていきましょう。

たとえば1日2000kcalを摂取する場合です。食事の半分をたんぱく質で摂取するとして、たんぱく質から1000kcal、脂質から450kcal、炭水化物から550kcal、それぞれ摂取するのを食事パターン①とします。もう一方は、たんぱく質が少なく炭水化物が多い食事で、たんぱく質から200kcal、脂質から450kcal、炭水化物から1350kcal摂取するのを食事パターン②とします。

食事パターン①は、たんぱく質1000kcal×0・3＝300kcal、糖質450kcal×0・06＝27kcal、脂質550kcal×0・04＝22kcalとなり、食事誘発性代謝は349kcal。

食事パターン②は、たんぱく質200kcal×0・3＝60kcal、糖質450kcal×0・06＝27kcal、脂質1350kcal×0・04＝54kcalとなり、食事誘発性代謝は141kcal。その差は、208kcalとなります。ごはん茶碗1杯が250kcalなので、ごはんを少なめに盛ったくらいのエネルギーと考えていいですね。

つまり、**たんぱく質を含む食品をたくさん食べるほどエネルギー消費が上がる**のです。

食事の半分をたんぱく質にしよう

たんぱく質は、体の材料として使われますが多くは脂肪になる前に消費され、尿からも排泄されます。筋肉を作るだけではなく、さまざまな臓器の構成成分になっています。脳は約45%、腸は約60%、骨は約30%、心臓は約60%、毛髪は約90%、皮膚は約60%がたんぱく質です。免疫細胞もたんぱく質で作られるので、たんぱく質不足は免疫力の低下にもつながります。

では、どのようにたんぱく質をとれば内臓脂肪の減少につながるのでしょうか？

理想の食事バランス

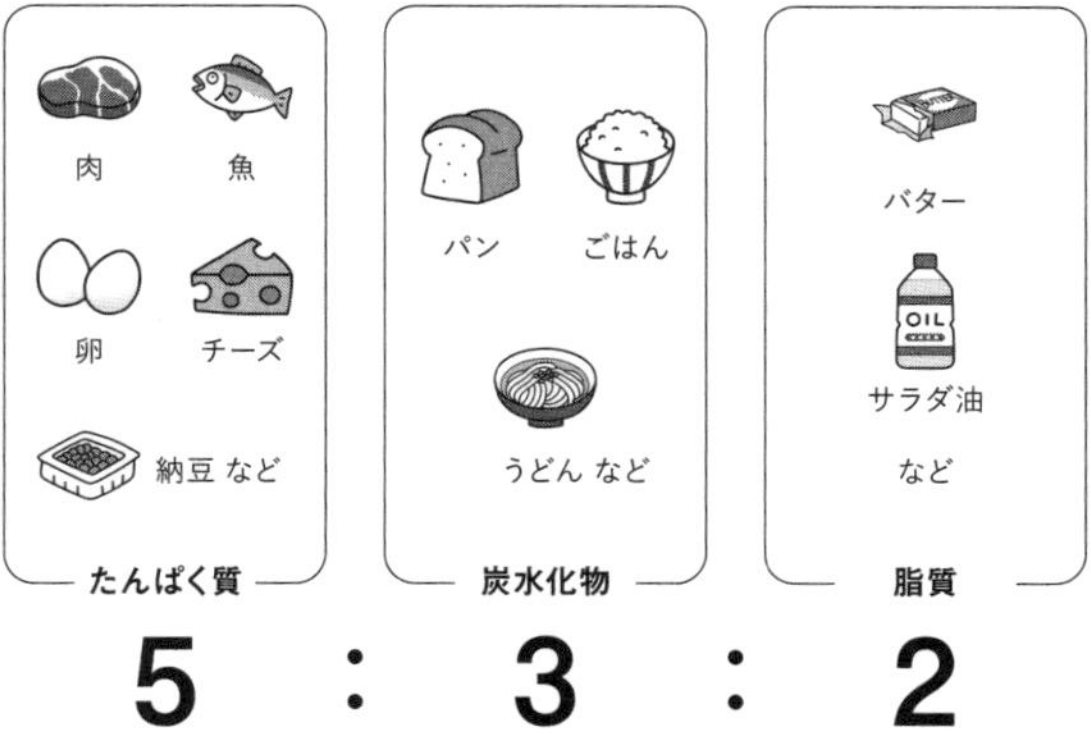

目安となるのが、3大栄養素の摂取バランスです。結論から先にいうと、**1食のうち約50%をたんぱく質でとることです。炭水化物は残りの3割、脂質は2割です。**この比率は、私がこれまで肥満治療にかかわってきた経験から導き出したものです。

1食の半分をたんぱく質にして多過ぎないの?と思われるかもしれませんが、たんぱく質の多い食品といっても、含まれるたんぱく質の量は食品全体の2割ほどで、想像しているほどたんぱく質はとれていません。200gの鶏肉を食べたとしても、200gのたんぱく質をとっているわけではないのです。たんぱく質を含む食品は腹持ちがいいとされますから、炭水化物や脂質のとり過ぎも防げます。

どのように増やせばいいか。たとえば朝食。パンとコーヒーだけではたんぱく質は足りません。卵サンドやツナサンドなどにする、チーズをのせてトーストにするなど。コーヒーではなく牛乳にするとたんぱく質を増やせます。ごはん派なら、納豆とみそ汁だけでは足りません。そこに卵1個、あるいは焼き魚を1切れプラス。納豆にツナを混ぜたり、はんぺんをプラスしたり。お昼がおにぎりなら、具材をサケにしたり、茶碗蒸しなどの卵料理を足して、たんぱく質をプラス。夕食は、おかずに冷ややっこや納豆を加えると手軽にたんぱく質をアップできます。

●動物性と植物性のたんぱく質をバランスよくとる

たんぱく質には、肉、魚、卵、乳製品などの動物性たんぱく質と、大豆製品やそら豆、えんどう豆などの植物性たんぱく質があります。**理想的なのは動物性たんぱく質と植物性たんぱく質を1対1の割合でとること**です。

たんぱく質は20種類のアミノ酸でできています。体内で作ることができないアミノ酸を「必須アミノ酸」といい、食品からの摂取が必要です。必須アミノ酸をバランスよく含んでいるのが、卵、牛乳、肉、魚、大豆製品などの良質のたんぱく質源です。

●朝にたんぱく質をとるといい理由

たんぱく質は一度にたくさんとるよりも、1日3回、毎回の食事でとったほうが効率よく体内で使われます。朝食はパンだけなど、簡単にすませている人もいて、朝はたんぱく質が不足しがち。実は朝にたんぱく質をとることには、ダイエットや筋肉作りに欠かせない大切な役割があります。朝にたんぱく質をとると筋肉作りを助けてくれたり、体温を上げて代謝量を増やしてくれたりするのです。筋肉を作るためには、朝食で摂取することを意識しつつ、3食とも同じ量のたんぱく質をとることが大切です。

朝から十分な量のたんぱく質を摂取すると生活リズムが整って、1日を活動的に過ごせます。また、たんぱく質は、起床後1時間以内に摂取するといいですね。

筋肉は常に合成・分解を繰り返しながら成長しています。寝ている間は、たんぱく質の供給がないので、筋肉の分解が進みます。**朝食でしっかり摂取しないと筋肉合成が進まないのです。**

なお、この章の最後で、私の考案した「たんぱく質たっぷりスープ」と「高野豆腐ピザトースト」のレシピを紹介しています。いつもの食事にプラスしたり、小腹が空いたときに食べるなど活用してください。

●控えたい食材は

血糖の代謝に問題があるBタイプは、たんぱく質のとり方にフォーカスをあててアドバイスしてきました。ほかに気をつけたいこととして、**血糖値を急激に上げる食品のとり過ぎはいけません。**

砂糖を多く含む炭酸飲料や菓子類、甘い菓子パンなどは避けたいですね。ごはん、めん類などの主食は糖質ですが、エネルギー源となるので極端に減らすのはおすすめできません。吸収を遅らせて血糖値を上がりにくくする工夫をしましょう。たとえば、白米を食べるときは雑穀や大麦を混ぜる、玄米にする、パスタなら全粒粉にする、めん類ならうどんよりは血糖値の上がりにくいそばにするなど、食べ方に気をつけましょう。

食物繊維で血糖値の上昇をゆるやかにする

前項で説明したとおり、内臓脂肪対策として、血糖値を急激に上げないことはとても重要です。

その手助けをしてくれるのが、第6の栄養素といわれる食物繊維です。食物繊維には、不溶性食物繊維と水溶性食物繊維があります。どちらも体内には吸収されませんが、健康のためには重要な役割を果たしています。**特に水溶性食物繊維は、糖質の吸収を抑えてゆっくりと血糖値を上げてくれる働きがあります。**食物繊維を含むおもな食材は左記の通りです。

水溶性食物繊維…アボカド、オクラ、山いも、あしたば、モロヘイヤ、

海藻など

不溶性食物繊維…雑穀類、ブロッコリー、豆類、きのこ、かぼちゃ、れんこん、ごぼうなど

食物繊維を上手にとるには、たとえば1日のうち1食の主食を玄米ごはん、麦ごはん、胚芽米ごはん、全粒小麦パンなどに置き換えます。また、きのこ類や海藻のいずれかの料理を1日1回は食事に取り入れるといいですね。

水溶性の海藻類は低カロリーでヘルシー。胃腸にとどまる時間が長く腹持ちがいい食材です。海藻は日本人が昔からとってきた健康食といえます。海藻を食べるのは日本人くらいだといわれ、ユネスコ無形文化遺産に登録された和食は、海外でもちょっとしたブームになっているようです。

食物繊維は腸内環境を整えるためにも摂取が重要です。

腸内の短鎖脂肪酸が中性脂肪を減らす

さて、ここまで2つのタイプ別にダイエット法を見てきました。自分の弱点からアプローチしようというものです。Aタイプの人はBタイプのダイエット法をしてはいけないということはありません。取り組みやすいものがあればそれにトライしていただいてかまいません。できることからまずはじめるのが大切です。

さて、ここからはタイプに関係なく、ダイエットを進めるにあたって知っておいていただきたい、腸内環境と内臓脂肪の関係です。

食べたものの消化吸収を司《つかさど》るのは腸です。実は**腸内環境のよし悪しも内臓脂肪と関係していることがわかってきました。**

筋肉に必要なたんぱく質をしっかりとっても、腸内環境が悪く、消化吸収がうまくいかなければ筋肉作りにいかされませんから、内臓脂肪の減少にはつながりません。腸内環境を整えることでたんぱく質がしっかり消化吸収されます。

腸内には善玉菌と悪玉菌が共存しており、バランスを保つことで正常な腸内環境を保っています。不規則な食生活、偏食、運動不足などさまざまな理由で悪玉菌が増えると腸内環境が乱れ、悪化します。腸内環境をよくするには、食事で善玉菌を取り入れるだけでなく、もともと自分の体の中に住んでいる善玉菌を元気に育てる必要があります。

さらに腸内細菌で近年、関心を集めているのが「短鎖脂肪酸《たんさしぼうさん》」という代謝物質です。

短鎖脂肪酸には基礎代謝の向上、中性脂肪の低減、便秘解消など太りにくい体作りをサポートする働きがあることが明らかになっています。内臓脂肪の蓄積の予防にも役立つのではないかとされています。

この短鎖脂肪酸を作り出す食物繊維として、注目されているのが「発酵性食物繊維」です。発酵性食物繊維を多く含む食品は左記の通りです。

・玄米、大麦、オーツ麦、全粒小麦などの穀類
・ごぼう、たまねぎ、さといも、さつまいも
・キウイ、バナナ
・豆類（大豆、ひよこ豆、あずき）
・海藻

発酵性食物繊維は、もともと腸内にいる善玉菌のエサとなって発酵し、善玉菌を増やすサポートをします。

炭水化物問題
糖質制限はするべき？

人気の糖質制限ダイエットについても、基本的なスタンスをお伝えしておきましょう。

内臓脂肪を減らすために炭水化物を控える、糖質制限ダイエットはご存知ですよね。カロリー制限食に比べてメニュー作りが簡単で取り組みやすく、満腹感を得やすいというメリットがあるようです。夜はごはんを食べないようにする、あるいはごはんやめん類はハーフサイズにするなど、ライトな糖質制限をしている人もいるのでは。

糖質制限ダイエットは、血糖コントロールの改善、血中の中性脂肪の低下やコレステロール値の改善、脂肪の燃焼効率のアップなど、メリットがあるのは事実です。糖尿病の人やＢＭＩが高い人にとっては効果があります。炭水化物を控えるダイエットが体重減少や糖代謝の改善などに効果があるとして海外の研究でも報告されています。

しかし、**エネルギー源となる炭水化物を極端に減らせば、体が飢餓状態と感じてかえってエネルギーを脂肪として体にため込んでしまう**のです。糖質の摂取量を減らした代わりに、高脂肪の食事、特に肉類などの動物性脂肪を増やしてしまうと、かえって体には害になるという研究報告もあります。

ただ現代の食事は簡単に炭水化物をとり過ぎてしまう傾向にあります。いつもの半量にする、おかわりはしないなど、少し減らすという意識で取り組むといいのではないでしょうか。

内臓脂肪をためない食べ方ちょっとしたコツ

さまざまなダイエット法を見てきましたが、いかがでしたか。どれも難しそう……そう思ったら「どう食べるか」にフォーカスした次の方法も試してみてください。今すぐにはじめられることばかりです。まずは1週間、続けてみてください。

腹6分目がちょうどいい

「腹8分目に医者いらず」ということわざがあります。満腹になるまで食べずに8分目くらいで抑えたほうが健康にはいいという意味で、暴飲暴食を戒《いまし》めているわけです。でも、私の考え方はちょっと違います。1日に必要なエネルギーには個人差がありますが、必要なエネルギーを摂取するには、腹6分目くらいがちょうどいいというのが、これまで多くの肥満患者を見てきた実感です。腹6分目を意識して食べても実際には、腹8分目くらいは食べているからです。**満腹になるまで食べず、「腹6分目」を心がけてみてください。**胃のサイズも小さくなるはずです。

●よく噛むと太りません

よく噛んで食べることは、誰でも簡単に取り組める手軽なダイエット法です。よく噛むことがダイエットにつながる理由を説明しますね。

よく噛むとヒスタミンという物質が分泌され、それが満腹中枢を刺激して食欲を抑えます。また、一定のリズムで噛むと、心を落ち着かせるセロトニンというホルモンが分泌され、過度な食欲を抑えてくれるのです。さらに、よく嚙む＝ゆっくり食べるということなので、血糖値の急上昇を抑え、脂肪をたまりにくくしてくれるのです。研究でも、**よく嚙んで食べる人は、早く食べる人に比べ、2型糖尿病やメタボリックシンドロームを発症しにくいことが明らかになっています。**確かに、肥満の人には早食いタイプの人が多いですね。食べるスピードは習慣なので、改善するのは簡単ではありません。であれば、嚙む回数を増やせばいいのです。

たとえば食材。嚙む回数が自然と増える食物繊維や弾力のある食材を選ぶのです。煮物よりも焼き物、野菜も調理したものよりは生野菜のほうが嚙む回数は増えます。食材を大きめに切ったり、硬めにゆでたりするのもいいですね。テレビやスマホを見ながらの食事は嚙むことに集中できず、食べ過ぎてしまうので、できれば避けたいところ。

よく嚙むことは、心理面からくる食べ過ぎ防止にもなります。イライラしたり、むしゃくしゃしたりすると暴飲暴食やドカ食いにつながることがよくあります。こうしたストレスからくる食べ過ぎは、よく噛むことで抑えることができるのです。

●1日3回、規則正しく食べる

食事は1日3食、適切な時間をあけてとるのが基本です。

1日に食べる食事のエネルギーが同じ場合、食事の回数が多ければ1食当たりのカロリーが少なくなります。そのため**血糖値の上昇が抑えられてインスリンの分泌量が減少し、脂肪合成が少なくなります。**1日2食や1食など食事の回数が少ないと、かえって肥満につながる恐れがあります。長時間の空腹により血糖値が低下している状態で食事をとると、普段以上に血糖値が上がりやすくなるためです。急激に血糖値が上昇するとインスリンが過剰に分泌され、糖分が脂肪として蓄積されやすくなります。2回よりも3回に分けて食べたほうがやせやすいのです。

仕事で夕食が遅くなるときは、夕方に小腹を満たすことで、夕食時の血糖値の急上昇を抑えることができます。

●早食い、ながら食べ、もったいない食べはNG

自分は早食いだと自覚している人は、一口ごとに箸をおく、よく噛む、一口の量を少なくするなど、意識してゆっくり食べる工夫をしましょう。食事の時間をしっかりとることもゆっくり食べにつながります。「ここからは食事の時間です」と区切る意味で、いただきますと声に出していうのもおすすめ。

ただ、だらだら食べていると血糖値がずっと高い状態が続き、体内の血糖を安定させるためインスリンが分泌され続けます。インスリンには糖質を脂肪に変えてためる働きがあります。

もったいないから……と残ったものを食べることも摂取エネルギーを増

やします。食べ残しが出たときは、翌日のお弁当やおかずにとっておきましょう。

●大皿盛りではなくひとり分を盛り分ける

大勢で食べるときは大皿盛りは楽しい反面、自分の食べた量がわからなくなったり、周囲に引きずられて箸の運びが速くなったりします。ひとり分をお皿に盛り分けると、食べ過ぎを防げます。また、同じ量でも小皿に盛ったほうが量がたっぷりに見えます。このように視覚的に満足感が得られると、食欲を抑える効果が期待できます。

お酒は「エンプティカロリー」？内臓脂肪との関連を知る

お酒は「エンプティカロリー」といわれ、飲んでも太らないと思われています。そう思われる理由は、アルコールはエネルギー以外に栄養がないので、同じ分のエネルギーを脂質や糖質でとった場合と比較すると太りにくいこと。また、アルコールは1g当たり7・1kcalあるのですが、約70％は代謝で消費されること、などが考えられます。とはいえ、ビール、日本酒、ワインなどの醸造酒には糖質やたんぱく質が含まれているので、たくさん飲めば、摂取するカロリーも当然増えます。

アルコールは肝臓で分解されます。基本的にアルコールは体にとっては毒なので、肝臓は最優先にアルコールを分解して排出しようと働きます。そのとき摂取した栄養素の処理は後回しにされるので、糖質や脂質は分解されず中性脂肪としてたまっていきます。つまり**飲酒量に比例して、体脂肪が増える**のです。

アルコールは、食欲を抑制するレプチンというホルモンの分泌を減らし、食欲を増進させるグレリンというホルモンの分泌を促進させます。ですから一緒にとるおつまみにも気をつけたいですね。

お酒は適量を守って飲むことが大切です。適量を守り、週に2~3日はお酒を飲まない「休肝日」を設けましょう。適量というのは、１日につきワインなら2杯（１４６ｋｃａｌ）、ビールなら中びん１本（２００ｋｃａｌ）、日本酒は1合（１８８ｋｃａｌ）、焼酎ならコップ半分（１５５ｋｃａｌ）、ウイスキーやブランデーならダブル１杯（１４２ｋｃａｌ）です。

お酒を飲むときに気をつけたいポイントをまとめました。

①冷ややっこや湯豆腐、枝豆、生キャベツなどの軽いおつまみを最初に食べます。食べ物を先にお腹に入れることでアルコールによる食欲増進を抑えます。

②お酒は、ワインか焼酎にします。ビールは糖質が高めなので控えたいところ。焼酎を割るなら水かお茶にします。ジュースなどで割るとカロリーが高くなります。ジュースなら生果汁で割るほうがいいですね。

③メインのおつまみは、刺身、焼き鳥、イカ焼きなどがおすすめ。脂肪が少なくヘルシーなものをチョイス。フライドポテトや鶏のから揚げなどの揚げ物や脂っこいおつまみは避けましょう。「揚げ物より焼き物」、「肉より魚」を心がけてください。

飲み会は①〜③でフィニッシュ。しめのごはんやめん類、デザートは我慢です。

これだけは押さえておきたい外食メニューの選び方

外食やテイクアウトは糖質や脂質の摂取が多くなりがちです。

今日のランチは何を食べましたか？　お魚定食？　かつ丼？　丼ものは糖質が多くなりがちなので、定食がおすすめです。副菜などがついてくるので栄養バランスが整い、カロリーも抑えることができます。また、ごはんの量を少なめにできるなど調整も可能です。

ファミレスなどでのドリンクバーは、できればやめて水にするか、お茶を選びます。ジュースや炭酸飲料は消化に時間がかからないので急激に血糖値を上げてしまい、インスリンの働きで脂肪がつきやすくなります。

ファストフードでは、ハンバーガー＋フライドポテトというのが定番ですが、糖質もエネルギーも高くなるのでポテトはSサイズに。ドリンクはお茶やブラックコーヒーにして。「ポテトなどのサイドメニューは糖質」と心しておきましょう。

イタリアンでは、ピザはパンタイプよりもクリスピータイプの薄い生地のほうが糖質を抑えられます。パスタは、ミートソースのような味付けの濃いものよりもペペロンチーノなど、シンプルな味付けのものをチョイス。

回転ずしをよく利用する人は、握りずしのすし飯量は、5皿分で茶碗1杯分と覚えましょう。可能ならすし飯を少なめに注文します。糖質が多くなってしまうので、サイドオーダーで茶碗蒸しや冷ややっこ、卵焼きなどたんぱく質をプラスしてバランスをとりましょう。

また、うどんやそばもどうしても糖質が多くなります。えび天、鶏天、ちくわ天などを添え、衣は外して食べてたんぱく質をとりましょう。

間食を上手に選んで食物繊維を摂取

ダイエット中に間食を上手に取り入れると、過食を防いだり、不足する栄養素を補ったりすることができます。

この場合、1日当たりの間食のカロリーを200kcal以下に抑えることを目標としてください。

生クリームたっぷりのケーキ、クッキー、チョコレートなどの洋菓子、スナック菓子には、炭水化物と脂質が多く高エネルギーのものが多いので控えたいところ。また、スナック菓子は脂質も塩分も高いので要注意。

おやつがほしくなったときは和菓子にしましょう。和菓子はあずきや寒天が使われ、食物繊維が洋菓子より多く含まれます。

ほかにはゼリー、果物もよいでしょう。果物のとり過ぎはいけませんが、1日200gまでを目安にします。りんご（1／2個まで）、キウイ（2個まで）、バナナ（2本まで）がおすすめです。

不足する栄養素を補う意味で間食を選ぶときは「低糖質、高たんぱく」の食品に。小腹が空く前に間食をとることもポイントです。間食ではプロセスチーズ、するめいか、ゆで卵、ナッツ類、ギリシャヨーグルトなどが適しています。ナッツの中でも特に良質な油がとれるアーモンドやクルミはおすすめ。1日におよそ10～15粒が目安です。カルシウム不足が気になる場合は普通の無糖ヨーグルト、食物繊維やビタミンをとりたいという場合には果物がおすすめです。

飲み物では、砂糖の多く含まれる炭酸飲料やジュース、加糖のコーヒー飲料なども控えて。砂糖の含まれない牛乳やお茶を選びましょう。

プロテインは「やる気スイッチ」として活用できる

プロテインとは簡単にいえばたんぱく質のこと。ボディビルダーやアスリートたちがとるものというイメージですが、現在はダイエット目的でとる人もいて、一般の人でもプロテインを生活に取り入れるようになっています。

最初に申し上げておきますが、プロテインをとるだけではやせません。あくまでも**筋肉作りの原料のひとつとして、体作りに役立てるという目的でとるもの**です。プロテインをとるなら、それと合わせて軽く体を動かすことを心がけましょう。プロテインは脂質が2％以下に抑えられているので、適正量ならカロリーオーバーを心配する必要はありません。

プロテインは大きく分けて、ホエイプロテインとソイプロテインがあります。

ホエイプロテインは、牛乳を原料とした動物性のプロテイン。体内への吸収速度が速く、効率的に筋肉を作れるので筋トレをしている人が多く取り入れています。ソイプロテインは、大豆を原料とした植物性のプロテイン。消化吸収がゆっくりで腹持ちがよく、空腹感を感じにくいのでダイエット向けです。

私のおすすめは、朝食をプロテインに置き換える方法です。私も年末年始の暴飲暴食によって体重が増えてしまったときなどに利用しています。1日2回プロテイン食を取り入れ、プラス軽い運動で、2週間ほどでもとの体重に戻りました。プロテインを「やる気スイッチ」として活用したいですね。

プロテインなどで摂取したたんぱく質の吸収を促進してくれる栄養素が、ビタミンB1、ビタミンB6、ビタミンB12。また、亜鉛や鉄などのミネラル、たんぱく質を活性化して筋肉を強くするビタミンDもたんぱく質と一緒にとりたい栄養素です。

とはいえ、これらの栄養素を野菜などでとろうとすれば大量にとらないといけないので、現実的ではありません。そんなときはサプリメントを活用しましょう。

「糖質ゼロ」と「糖類ゼロ」は違う？ 成分表示は正しくチェック

近年では、コンビニなどでもさまざまなダイエットフードが販売され、多くのダイエッターを助けています。「カロリーフリー」「低カロリー」「糖質ゼロ」「シュガーレス」「ノンシュガー」「無糖」。食品に表示されるこうした文言にひかれて購入したという人は少なくないはず。

食品で表示が義務づけられているのは、熱量（カロリー）、たんぱく質、脂質、炭水化物、ナトリウム（食塩相当量で表示）です。気をつけたいのは、１００g当たり、１００㎖当たり、１個当たり、１食当たりなど、それぞれの単位ごとに栄養成分の量が表示されていること。商品を選んだり食べたりするときにはよく確認してください。
脂質のうち「飽和脂肪酸」、炭水化物のうち「食物繊維」は、日本人の摂取状況や生活習慣病予防との関連から表示することが推奨されている成分です。ミネラル（カルシウム、鉄など）、ビタミン（ビタミンA、ビタミンCなど）、n－3系脂肪酸、n－6系脂肪酸、コレステロール、糖質及び糖類は、任意で表示されます。

近年、**食品に「糖類ゼロ」をうたうものが増えていますが、糖類と糖質は異なるので注意。糖類ゼロ＝糖質ゼロではありません。**「糖質ゼロ」は糖質を含んでいませんが、「糖類ゼロ」の場合は、糖類に分類されないオリゴ糖やキシリトール（糖質）などを含んでいることが多く、エネルギーもあります。また、「糖質ゼロ」も「糖類ゼロ」も100g（飲量の場合は100㎖）中の含有量が0・5g未満であれば、「ゼロ」

「無糖」と表示することが認められています。そのため、「ゼロ」のものでも実際には含まれているケースが多いので、気になる人は栄養成分表示で確認しましょう。

「低カロリー」「カロリーゼロ」とうたわれている場合は、必ずしもカロリーがゼロというわけではありません。食品100g当たり、40kcal未満（飲料の場合は100㎖当たり20kcal未満）であれば「低カロリー」、食品100g当たり5kcal未満（飲料の場合は100㎖当たり5kcal未満）の場合は、「ゼロ」と表示できます。

なお「糖質オフ」には表示基準がないので、成分表示を見て糖質量を確認しましょう。

生活習慣の乱れは「太らない食事」の効果を妨げる

ここまで内臓脂肪を落とす食事について見てきました。自分の食事を見直し、どんな小さな取り組みでもいいので、できることから1週間続けてみましょう。

内臓脂肪を減らして健康になるには、食事だけでなく、睡眠や休養のとり方といった生活習慣にも目を向ける必要があります。なぜなら、睡眠不足やストレスフルな生活が続けば、自律神経の働きやホルモンの分泌が乱れ、太らない食事や第4章で紹介する「動く生活」による効果を十分に得ることができないからです。日本人は先進国の中でも睡眠時間が短く、1

日の平均睡眠時間も過去20年間にわたり減少を続けています。こうした現状を踏まえ、しっかりと睡眠をとりたいものです。

また、ダイエット中に直面するのが食欲のコントロールです。食欲はストレスとも関係があります。ストレスがスイッチとなって食べ過ぎたり、飲み過ぎたりしてしまうという人は少なくありません。日常生活において**上手にストレス発散することは、食欲コントロールを容易にしてくれる**ということも知っておきたいものです。

食事、運動、休養（睡眠）が健康の3本柱。まずは、睡眠と内臓脂肪の関係に触れて、太りにくい睡眠とはどのようなものなのかを見ていくことにしましょう。

睡眠不足で肥満に?!
食欲に関するホルモンが関与

近年、**さまざまな研究から、睡眠不足が肥満を促し、いろいろな生活習慣病につながることがわかってきました。**

健康づくりの3本柱は食事、運動、休養です。休養は仕事などによって疲れた心身を休め元の状態に戻すこと。「十分な睡眠」は休養のカテゴリーに入ります。睡眠がいかに大切かは、みなさんも生活実感から理解しているはずです。

「睡眠負債」という言葉はご存知でしょうか？

睡眠不足が続くことで心身の調子が悪くなっている状態です。日本人は世界的に見ても睡眠時間が短くなっています。

厚労省の「健康づくりのための睡眠ガイド２０２３」では、成人は６時間以上の睡眠をとることが推奨されています。しかし、令和元年の国民健康・栄養調査結果では、１日の平均睡眠時間が６時間未満の割合は、男性37・５％、女性40・６％。性・年齢階級別に見ると、男性の30〜50歳代、女性の40〜50歳代では４割以上を占めていることがわかりました。


さて、肥満と睡眠の関係ですが、世界的に見ても、睡眠時間と肥満の関係を調べたさまざまな研究から、睡眠時間が短い人ほど、肥満傾向にある（ＢＭＩが高い）ことがわかっています。

私も長く肥満治療にあたっていますが、肥満者の中には「よく眠れないから、疲れがとれない」など睡眠に問題を抱えている人は少なくありません。肥満になると睡眠時無呼吸症候群（睡眠中に10秒以上呼吸が止まった状態といびきを繰り返す）を患《わずら》う人もいらっしゃるので、その影響もあるのかもしれません。しかし、肥満者の生活リズムなどを長く見ていると、太りやすさと睡眠不足には関係があると感じています。

●ホルモンや自律神経の働きが乱れて太る?!

睡眠時間と肥満の詳しい因果関係はまだはっきりわかっていないようですが、食欲に関するホルモンの変化が原因のひとつとしてあげられます。

ここで登場するのが、食欲を高めるグレリンというホルモンと、食欲を抑えるレプチンというホルモンです。**平均睡眠時間が5時間の人は8時間の人に比べ、食欲を刺激するグレリンの分泌量が多く、食欲を抑制するレプチンが少ない**というのです。その結果、食べる量が増えると考えられます。睡眠不足は食欲に関係するホルモンバランスを崩してしまうようです。

睡眠時間が短いということはそれだけ長く活動することになりますから、

体は食べてエネルギーを得ようとするのでしょう。夜遅くまで起きていることも予想できます。夕食後、5～6時間も経てば食べたものは消化されてしまうので、夜更かしをするとお腹が空いてきます。食べ物をつい口に運んでしまっているかもしれません。

睡眠時間が不足すれば、昼間でも眠くなりますし、体がだるく感じます。体が元気なときよりは活動量が減るので、消費エネルギーも減少。体を太りやすくしてしまうということでしょう。

睡眠不足が続けば自律神経の働きも乱れます。自律神経は自分の意志とは関係なく働き、体温、代謝、血圧、呼吸などの生命維持に必要不可欠な機能をコントロールしています。活動中に働く「交感神経」と休息時に働く「副交感神経」があり、車にたとえると交感神経がアクセル役で、副交感神経はブレーキ役です。アクセルが踏まれているときは、代謝が活発になりカロリーを消費する方向へ調節されます。この2つがバランスよく働くことで健康が維持されています。

睡眠不足で自律神経の働きが乱れれば、代謝などにも影響を与えます。エネルギー収支のバランスにも影響し、体脂肪の増加につながるとも考えられます。

●寝だめによる時差ぼけで太る?!

近年、睡眠に関係した話題で関心を集めているのが「ソーシャルジェットラグ」（社会的時差ぼけ）です。はじめて聞いたという人もいるのではないでしょうか？　簡単にいうと、寝だめによる時差ぼけのことです。

平日は睡眠不足の「睡眠負債」の状態なので、休日には「寝だめ」でそれを解消しようとする。働き盛りの世代で、こうした習慣を持つ人は少なくありません。

平日は起床と就寝の時刻はほぼ決まっていますが、休日になると遅寝遅起きに。朝寝坊した休日の朝は太陽の光を浴びる時間が遅くなり、体は異国に来てしまったと勘違い！　いわゆる時差ぼけの状態になり、体内リズムが乱れてしまうのです。日中眠くなったり、眠りたい時間に眠れなくなってしまうなどして、日中の活動に悪影響を与えます。ホルモンの分泌や自律神経のバランスが崩れて、食欲を抑えるホルモンであるレプチンの分泌は減少し、食欲を高めるホルモンのグレリンの分泌が増えて食べ過ぎを招き、肥満にもつながります。

厚労省の調査では、習慣的に7時間前後の睡眠時間がある人は死亡や疾患リスクがもっとも低く、6時間未満の短い睡眠では疾患リスクが増加します。ちなみに、睡眠時間が6時間未満や不眠の人は、そうでない人に比べると、2型糖尿病のリスクは1・37倍になります。寝だめにはメリットはないとはいえませんが、いつもの睡眠時間より2時間以上多い寝だめは慢性的な睡眠不足のサインですし、ソーシャルジェットラグの原因にもなります。寝だめは、平日の睡眠時間＋1時間にしようと、厚労省でも呼びかけています。

●心地よい睡眠を得る生活アクションの実践を！

体内リズムを整え快適な睡眠を得るために、毎日の生活で心がけたいことを左記にまとめました。

何かひとつでも取り入れることは、内臓脂肪のたまらない体作りをサポートすると思って実践してみましょう！

【快適な睡眠を得るポイント】

・休日も含め、毎朝決まった時間に起きる
・毎朝、カーテンを開けて部屋に日光を取り入れ、強い光をしっかり浴び

る

- 朝食をとる
- 日中はできるだけ明るい部屋で過ごす
- 日中は活動的に過ごす
- 昼寝をするなら、昼食後から午後3時の間、15～30分以内にする
- 可能なら、夕方に散歩や軽い運動をする
- 夕食後、カフェイン入りの飲料をとらない
- 就寝の2時間前までに食事をする
- 入浴はぬるめの湯につかり、シャワーだけで終わらせない
- 就寝時、スマホを見ることや読書は避ける

体のリズムを整えれば太りにくい体になる

前項で睡眠の話をしましたが、十分な睡眠をとるためには体内リズムを整えることも必要です。

ここで少し、人間に備わっている体内リズムについて説明しましょう。

人は夜になると眠くなり、朝になると目が覚め活動的になります。

それはなぜでしょうか？

人はこのように時の流れと体をシンクロさせてリズムを刻んでいますが、それは体内時計があるからです。体のリズムは多岐にわたり、体温、血圧、脈拍などは寝る前に低くなり、日中の活動する時間帯に高くなります。

こうした日内変動、また、自律神経の働き、免疫や代謝までもが体内リズムの影響を受けています。**体内リズムが乱れれば、代謝をはじめ体脂肪の燃焼や蓄積にかかわる体の機能が乱れますから、体内環境を太りやすい状態にしてしまう**可能性もあります。

1日は24時間ですが、体内時計が刻む時はそれよりもやや長めなので、ずれないように合わせる必要があります。

私たちは毎日どうやって体内時計をリセットしているのかというと、毎朝光を浴びることと朝食をとることで調整しています。

体内リズムには脂肪をため込まない生活に変えるヒントも隠されています。体内リズムを整えれば太りにくい体内環境に変えることも可能です。少し見ていきましょう。

食事をとれば誰でも血糖値が上がります。実は朝、昼、夜で上がりやすさが異なることは知っていますか？　朝や昼に比べると、夕食後の血糖値は上がりやすいことがわかっています。急激に血糖値が上がればインスリンが過剰に分泌され、脂肪がたまりやすくなります。では、どうすればいいか？　**夕食の量を控えめにして血糖値の上昇を抑えればいいのです。**

また、体内では脂肪の合成を促すＢＭＡＬ１（ビーマルワン）が働いているのですが、この活動が活発になるのが夜の10時から午前2時の間です。この時間帯に食べてしまうと、とったものがどんどん脂肪としてたまっていきます。この時間帯には食事を控えればいいのです。

こうすることで少しでも太りにくい生活に変えていくことができるのです。朝食をとる、早寝早起きという規則正しい生活がダイエットにいい理由はこれでおわかりですね。

脳が生み出す食欲をコントロールする

ストレスを解消することも、心身の健康には不可欠です。ストレス解消方法はひとりひとり違いますが、食べたり飲んだりしてストレスを解消する！という人もいるのではないでしょうか。

会社の上司に叱られた、恋人と別れた、友人とケンカをしたなど、強いストレスを受けると、体の中ではストレスホルモンであるコルチゾールが分泌されます。強いプレッシャーを受けたり不安感が高まったりするとコルチゾールの分泌量が増えます。コルチゾールが増えるとどうなるかというと、空腹を感じたり、脂肪を蓄積したり、食欲を調節する脳の領域への血流が減ることでトラブルを起こし、過食に走ってしまうことが考えられます。

「ストレスを受ける↓食べる」のは体の自然な反応なので、ある意味仕方のないことなのかもしれません。

実はここには脳も関係していて、いやなことがあると食べて解消、こうしたことを脳が学習すると、同じ状況になったときに条件反射的に食べてしまうというアクションが出ます。脳が食べたい気持ちを作ってしまうのですね。

脳が食欲を作り出すのですから、こんなことも起こります。**視覚からの情報でも食欲のスイッチが入ってしまうのです。**お腹が空いていないのに、つい目の前のお菓子に手が伸びている、会社からの帰り道、おいしいケーキを扱っているショップを見るとつい食べたくなって買ってしまうことってありますよね。これも脳のしわざです。

脳の食べたい！という気持ちを抑えることは、簡単ではないかもしれませんが、できることはあります。視覚が食欲につながるときは、食べ物が視界に入らないようにします。お菓子をしまったり、ケーキショップを通らない道順にしてみればいいのです。いやなことがあると過食に走ってしまう場合は、どんな〝いやなこと〟があったときに過食に走りやすいのか知っておくこと。そしてその状況が来たら、掃除をしたり、運動をしたりメールを打ったり、部屋の片づけをするなどほかのことをして意識を食べ物に向けないようにするのです。

さらに脳と食欲の関係を見ていきましょう。

みなさんの中には、ポテトチップスなどのジャンクフードに手をつけると、1袋食べきってしまうまでやめられない人、いますよね。

これには脳の報酬系という回路が関係しています。たとえばポテトチップスを食べておいしい！と感じると、脳の神経伝達物質のドーパミンがたくさん出て、「おいしかったなあ、幸せを感じるなあ」と心地よさをもたらします。脳は心地よいという報酬を得たと判断します。そしてその後、ポテトチップスが食べられる機会がくると、食べる前からドーパミンが出て、食べたい！　もっとほしい！が強化され、実際に食べるとますますドーパミンが分泌され、食べるのをやめられなくなります。ポテチに手が伸びたら3口でやめておこう、半分まで食べたらやめようと思っていてもできないのです。

もちろんこうした脳の報酬系のサイクルを断ち切るのは難しいかもしれません。でも、こうした脳のクセがあることをあらかじめ知っておくことは改善への足掛かりになります。また、たとえ食べ過ぎても、2日間以内に余分なエネルギーを消費してしまえばいいと第3章でもお伝えしましたね（122ページ参照）。いざとなれば、リカバリーできるんだという気持ちの切り替えをすることも大切です。

喫煙で糖尿病のリスク大 脂肪がたまりやすくなる

「たばこをやめると太るのでは？」

クリニックの患者さんと話をしていると、よくこのフレーズを耳にします。たばこをやめると食事がおいしくなって、以前より食が進むようになったという類の話です。味覚については個人差があるのでなんともいえませんが、喫煙が体や健康にとってよくないのは疑いの余地がありません。周知されてきたせいか、昔に比べれば、喫煙者はぐんと減っています。

たばこには5300種類以上の化学物質が含まれており、ニコチンやタール、一酸化炭素などの有害物質、約70種類の発がん性物質も含まれています。喫煙は、脳卒中や虚血性心疾患などの循環器疾患、慢性閉塞性肺疾患（COPD）や結核などの呼吸器疾患、糖尿病（2型）、歯周病など多くの病気と関係しているのです。

喫煙と深い関係があるのが糖尿病です。**たばこを吸うと、糖尿病になるリスクが1・44倍高くなるという研究結果があります。**詳しいメカニズムはわかっていませんが、たばこを吸うと交感神経を刺激して血糖値を上昇させるだけでなく、**体内のインスリンの働きを妨げる作用がある**といわれます。こうなると体は食事からとったブドウ糖をエネルギーにうまく変換できなくなり、脂肪として蓄えるのです。内臓脂肪が増えれば、脂肪を燃焼させるアディポネクチンは大きく減少。喫煙者は慢性的なアディポネクチン不足になっている可能性もあるのです。

たばこに含まれる一酸化炭素により、酸素が体のすみずみに行き渡らなくなるため、喫煙は一種の酸欠状態を作ります。酸素がなければ栄養素は燃えませんから、スムーズにエネルギーに変わりません。代謝が落ちることが考えられます。

また、喫煙後にはストレスホルモンであるコルチゾールが増えるのですが、このホルモンの働きのひとつに、筋肉の分解を促してエネルギーを作り出すというものがあります。こうした働きが直接的に内臓脂肪の増加につながるというわけではないにしても、やはり体にとってよいとはいえません。

内臓脂肪を減らす薬やサプリ効果はある？

健康ブームに乗って「腹部の脂肪を減らす」「体重・体脂肪を減らす」「糖質や脂質の吸収を抑える」といったキャッチフレーズで、脂肪を減らすさまざまなサプリメントが販売されています。２０２４年の春には市販の内臓脂肪減少薬も登場し、関心を集めました。これは薬剤師がいる薬局・薬店で購入できる薬です。

私はトクホや機能性食品などに関する仕事もしており、臨床試験にかかわったこともあります。サプリなどを販売する会社ではしっかり臨床試験などが行われています。一般的に、たとえば臨床試験で、70kgの人が69・

5kgになれば効果ありとなるわけです。こうしたデータが集められ、サプリなどをとっている人ととっていない人との間で有意差ありとなって、さまざまな効果がうたわれるのです。

クリニックの患者さんからは、こうしたサプリや薬に関する質問をいただくことがあります。

これらに関して否定はしません。中には、サプリを買ったことで食事や運動など生活習慣の改善に意欲的になり、頑張って取り組んで効果が出ている人もいますからね。**生活習慣を改善するためのモチベーション**になっているのです。

ただし、そんな気持ちに大きく水をささない程度には「買ってもいいけど効果は期待しないようにね。これでやせれば地球上に肥満の人はいませんよ」と伝えます。やはり、内臓脂肪を落とす確実な方法は、食事の改善と体を動かすことしかありませんからね。

土田先生考案のレシピ 1

たんぱく質たっぷりスープ

筋肉の材料になるたんぱく質をたっぷりとれる土田先生考案のスープ。作り方は簡単！　素材を混ぜて電子レンジで加熱するだけ。具を1杯分ずつ冷凍保存しておくと便利。

材料（7杯分、1杯分90g）

鶏むね肉（皮なし）…250g
蒸し大豆…250g
にら…1/2束
エリンギ…1/2パック
のり（全形）…1枚
酢…大さじ1/2
みそ…大さじ3と1/3

作り方

❶ 鶏むね肉は7㎜角、にらは5㎜幅、エリンギは5㎜角に切る。のりは細かくちぎっておく。

❷ ポリ袋に蒸し大豆を入れ、麺棒などで叩いて粗くつぶしておく。ミキサーを使ってもOK。

❸ 耐熱容器に、鶏むね肉、酢を入れてもみ込む。エリンギをのせ、ふんわりとラップをかけ、電子レンジ（600W）で4分加熱する。よく混ぜ合わせ、さらに3分加熱する。

❹ ❷に❸の具材、のり、みそ、にらを加え、全体をよくもんでなじませる。

❺ ❹を7等分して、冷凍用保存袋に入れて冷凍する。

食べ方

冷凍した具材1個と水70〜80㎖（分量外）を耐熱カップに入れ、電子レンジ（600W）で2分加熱（1杯分）。よくかき混ぜて食べる。具材1個をレンジで加熱し、ミキサーにかけてポタージュ風にしてもＯＫ。朝食や夜食、小腹が空いたときにおすすめです。

アレンジ

大葉、みょうが、しょうがなどの香味野菜を加えてもおいしい。水の代わりに同量のトマトジュースを加えてチーズをのせたり、スープではなくおにぎりの具にしたり、食パンにのせてトーストしたりするのも○。

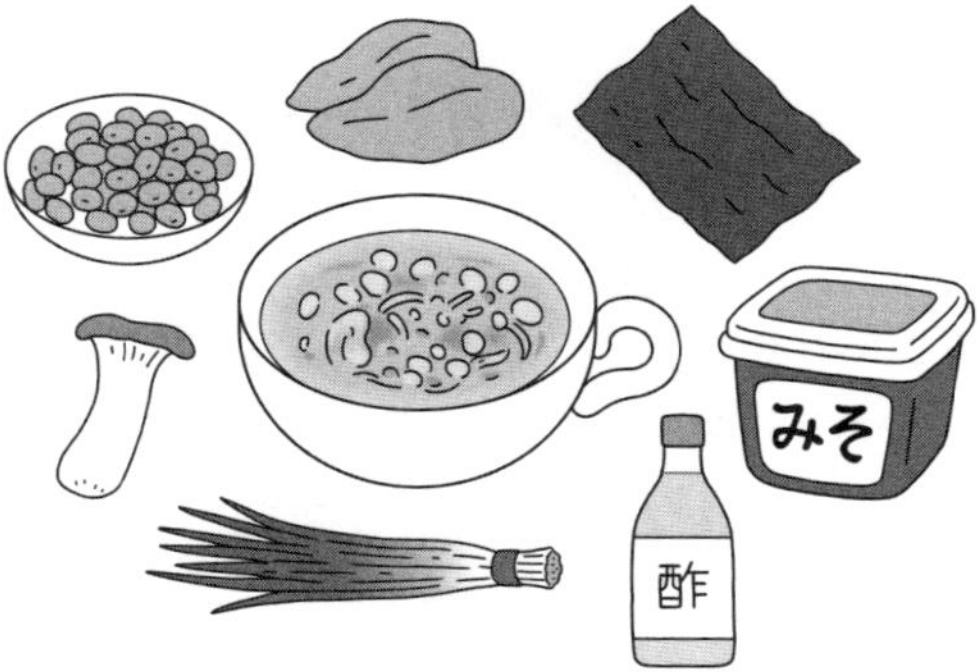

土田先生考案のレシピ 2

高野豆腐ピザトースト

体脂肪の蓄積を防ぐさまざまな成分を含む高野豆腐は、高たんぱく&低脂質。水分を吸収するから食べごたえもあり! 1日に1枚、食事に取り入れたり、おやつ代わりにしても。

材料(2人分)

高野豆腐…2枚
トマト…1/4個
ピーマン…1/2個
玉ねぎ…1/8個
ケチャップ(あればトマトソース)…適量
ピザ用チーズ…大さじ3

作り方

❶ 高野豆腐をぬるま湯で戻す。水けをしっかりきり、半分の厚さに切る。

❷ トマト、ピーマン、玉ねぎは薄切りにする。

❸ 高野豆腐にケチャップ(トマトソース)を塗り、❷の具材をのせて、チーズをかける。

❹ オーブントースターで約10分焼く。

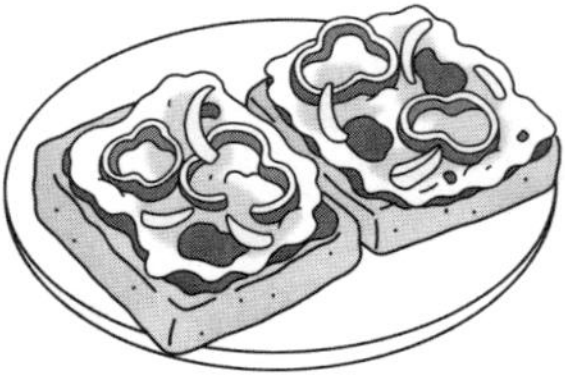

第4章

「動く生活」を実践!
内臓脂肪を効率よく燃やす体の作り方

わざわざ運動するのではなく“動く”習慣で内臓脂肪を減らす

内臓脂肪を減らすには食事だけでなく、体を動かすことも大切です。食事の改善でたんぱく質をしっかりとって筋肉を育てると同時に、筋肉を使ってあげれば消費エネルギーはもっと増えるというもの。定期的な運動で筋肉が太く強くなれば、基礎代謝もぐんとアップします。

運動というとどうしても身構えてしまう人がいるのも事実。運動は大嫌い、苦手という人もいるでしょう。大切なのは、**少しでも体を動かす時間を増やすこと**です。運動らしい運動でなくてもかまいません。家事も立派な運動です。この章の最後で負荷が軽い運動の1週間プログラムと、徐々に負荷を高めていくプログラムもご紹介しますので、ぜひ試してみてください。

在宅勤務で外に出る機会が減ったとか、会社で一日中、パソコンに向かって座ったままほとんど動かなかった、そんな日もあるかもしれません。こうした運動不足の生活を続けていては、筋肉はどんどん落ちていきます。そして基礎代謝の低い、太りやすい体になってしまいます。

●日常生活で活動量を増やす

まずは、普段の生活で体を動かす工夫をしてみましょう。

どうやって日常に運動を取り入れていけばいいのでしょうか。

運動が大切なのはわかっているけれど、忙しくてなかなか時間がとれない、勢い込んではじめたのはいいけれど長続きしない、と一度はトライした運動からフェードアウトしてしまう人は少なくありません。ウォーキングやジョギングなど、運動らしい運動をしなければ内臓脂肪は落ちないと思っている人や、「運動嫌いだから無理」とはじめる前から降参状態の人も。まず、こうした運動に対するこれまでの経験や思い込みをリセットしましょう。近年では**家事などの日常生活活動の多い人が、肥満になりにくい**という研究報告が出ています。

家事でできる運動例としては次のようなものがあります。負荷の低い順に紹介します。

- 衣類にアイロンをかける
- 乾いた洗濯物を取り込んで畳む
- ごみを捨てに行く
- 食事後にテーブルを片づけ、お皿を洗う
- 掃除機をかける
- 食材を洗ったり、切ったり、調理をしたりする

- 浴室や浴槽を掃除する
- 床の拭き掃除をする
- ベランダの掃き掃除をする
- 洗い終えた洗濯物を干す
- 自転車に乗って買い物に行く

座ってばかりいないで、立ってこうした家事にこまめに取り組むだけでも太りにくい体作りになります。まったく運動をしていないという人は、こうした家事に、まずは1週間続けて取り組んでみましょう。

あえて運動やスポーツをするための特別な時間は作らなくていい、そう考えるとハードルが下がりませんか。普段の生活の中に体を動かす要素を取り入れればいいのです。そもそも、運動してもすぐに疲れてしまって運動どころではないという人は基礎体力がありません。日常での活動量を増やすことからはじめることで、少しずつ体力がついてきます。

家事だけでなく、外でも次のような方法で、運動量を増やせます。
・電車通勤なら一駅手前で降りて歩く
・近距離の移動の際は車ではなく徒歩や自転車で
・エレベーターやエスカレーターではなく階段を使う。速く上る

運動習慣のある人から見れば、これで運動になるの？と思うかもしれませんが、運動習慣のない人がこれだけのことをすれば、いつもより体を動かすことで消費エネルギーが増え、内臓脂肪も減っていくはずです。

厚生労働省の運動指針「アクティブガイド」では「今より10分多く体を動かそう」という「+10（プラステン）」（https://www.e-healthnet.mhlw.go.jp/information/exercise/s-0-001.html）を提唱しています。歩く時間を10分増やす、掃除の時間を10分多くするなど、生活の中で少しずつ体を動かすことを推奨しています。

姿勢に気をつければ筋肉は育つ！

それでも動くのは嫌！という人には、動かずに消費エネルギーを高める最も簡単な方法を教えましょう。

姿勢をよくすることです。

筋肉が働くとエネルギーが消費されますが、筋肉を使うには筋トレのように激しい運動をしないとだめと思っていませんか？　そんなことはありません。

人はただ立っているだけでもエネルギーを消費しています。重力に対抗するために姿勢をキープする筋肉が働いているからです。地球の重力に対して姿勢を保つために働く筋肉を、「抗重力筋」といいます。ふくらはぎ、太もも、腹筋、お尻、胸筋・首まわりの筋肉が互いに伸び縮みをしながらバランスを取っています。立っているだけ、座っているだけでも常に抗重力筋のどれかが働きます。背すじを伸ばしたよい姿勢をとりましょう。

近年、姿勢の悪い人が多いなと感じています。特にスマホの見過ぎは体幹保持力が落ちるから要注意ですね。どうしても背中が丸くなってしまい、お腹に力を入れられないからです。

背中を丸めた姿勢が悪いというよりも、**背すじが伸びたいい姿勢のほうが消費エネルギーが多くなる**と思えば、取り組む意欲も違ってきませんか。

通勤で歩いているとき、電車やバスで座っているとき、仕事中に椅子に座っているとき、気づいたら姿勢をよくするという習慣をつけましょう。

筋肉が育つ正しい座り方

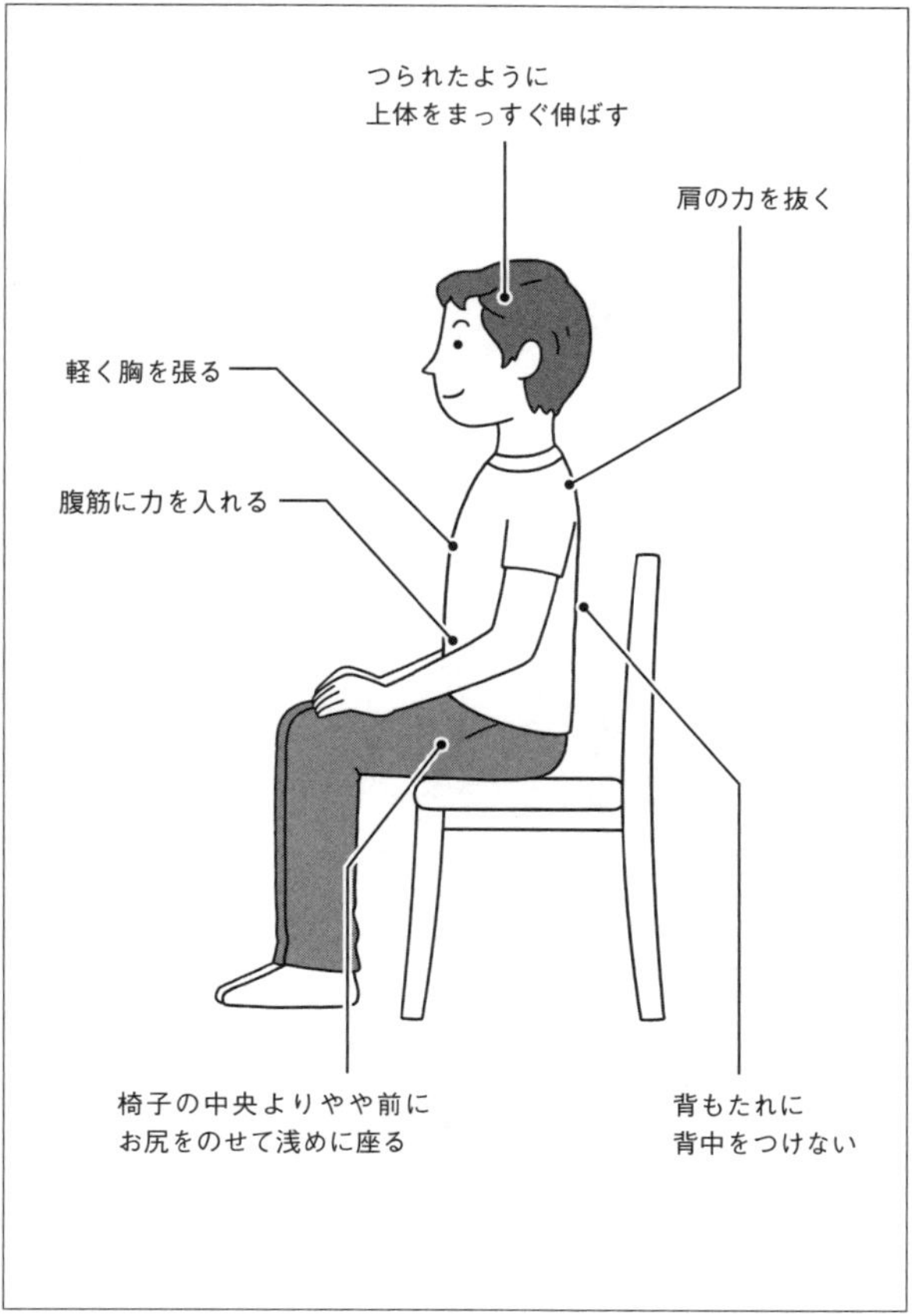

5分の「ながら運動」で体を動かすことに慣れる

普段の生活の中で身体活動を増やす努力ができたら、今度はちょっとだけ日常生活の中に運動っぽいものを取り入れてみましょう。**運動のためにわざわざ時間をとらず、日常動作の中に運動をまぎれ込ませてしまうのです。**いわゆる、「ながら運動」です。それぞれ1回につき5分を目安に、気づいたときにやってみましょう。1週間も経てば、体を動かすことに慣れてくるはずです。

・歯磨き中や食器洗い中に、お尻を引き締めつま先立ちをする
・姿勢をよくしてテレビを見る

日常でできる5分の「ながら運動」

テレビを見ながら

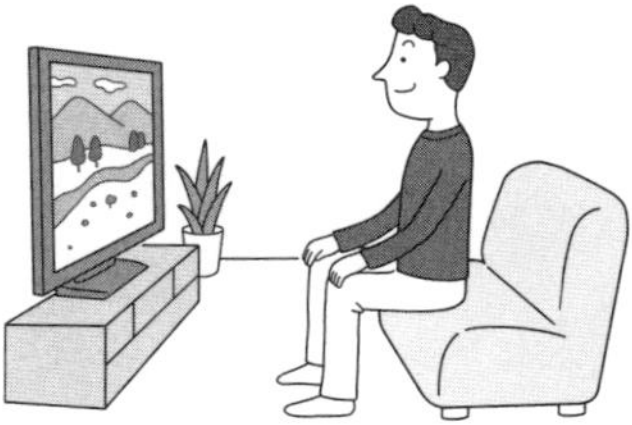

歯を磨きながら

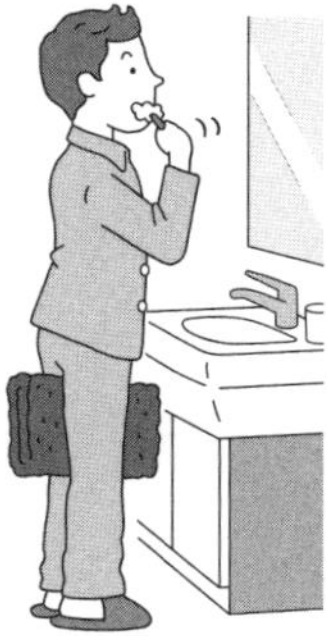

電車の中で

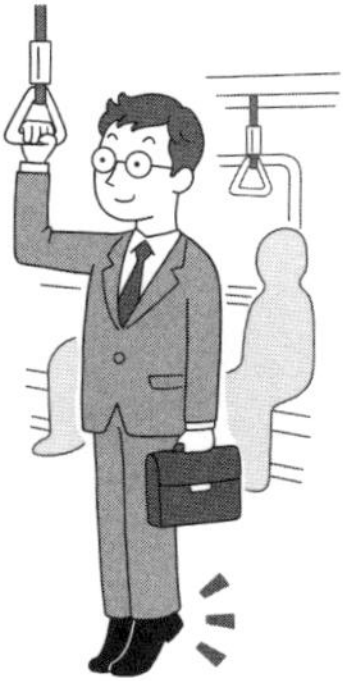

歩くとき

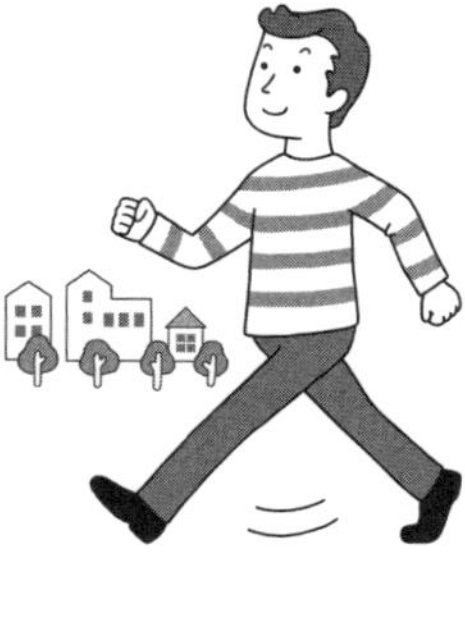

・窓拭きをするときは腕を速く動かす
・椅子に座っているときは太ももを閉じる
・足の間にタオルを挟んで落とさないように歯磨きする
・大股で歩いたり、早歩きする
・電車の中ではつま先立ちをする

どうでしょうか。

ややハードルが上がった感じがするかもしれませんが、家事よりも負荷は高いので内臓脂肪へのアプローチも強くなり、効果が早くあらわれます。少しでも体が変わったことを感じられれば、続けるモチベーションにもなるはずです。

散歩、ストレッチ、ラジオ体操にチャレンジ

日常生活の家事などを通して活動量が増えた、あるいは、ながら運動で体を動かすことに慣れた、という人は次のステップへ進みましょう。

運動のための時間を確保して軽い運動をはじめてみるのです。**ここで取り入れたいのは、ストレッチや有酸素運動**です。次の3つのいずれか取り組みやすいものからスタートです。まずは1週間続けることを目標にしてみましょう。

・全身のストレッチ
・ラジオ体操

・30分程度の散歩やウォーキング

ゆっくり歩く散歩に足が慣れてきたら、有酸素運動のウォーキングにトライしてください。**有酸素運動は脂肪をエネルギーとして使いますから、やればやるだけ脂肪燃焼が進みます。**

ウォーキングは、歩く速さや距離も自分で決めて体調に合わせてできるので、誰でも気軽に取り組める有酸素運動です。ただし歩くという行為はあまりにも日常的なので、ただの歩行になってしまいがちです。有酸素運動をしているという意識を持って取り組んでください。

歩くときは、大きく手を振って歩くことを意識しましょう。大股で歩く際は、左右で足の開く距離が変わると姿勢にゆがみが出てしまうので要注意。いつもより少し歩幅を広げて、左右の歩幅が同じになるように心がけるのが理想です。普段より少し速めに歩くと消費エネルギーが上がります。

運動習慣のない人にとっては、散歩さえもハードルが高いと感じてしまうかもしれませんよね。そうした人は、家の中で「その場足踏み運動」をしましょう。これもれっきとした有酸素運動です。大きく腕を振り足を高く上げて行います。1回5分を目安に、時間を見つけて何度もこまめに行ってください。これなら、雨の日や暑い日でも問題なく取り組めます。

ラジオ体操は日本人なら誰もが知っている体操です。約3分で全身の運動ができるとても便利な体操です。体をねじるなど日常生活ではあまりしない動きも入っているので、普段あまり使わない筋肉を刺激できるのもラジオ体操の大きな魅力です。呼吸は止めず、一つ一つの動作を丁寧に行うと有酸素運動と同等の効果があるそうです。

さて、有酸素運動と脂肪の関係です。脂肪細胞からは、アディポサイトカインという物質が分泌され、アディポサイトカインには悪玉と善玉があるというお話をしましたね（65ページ参照）。有酸素運動には、悪玉アディポサイトカインを減らし、善玉アディポサイトカインを増やす効果があることがわかっています。善玉アディポサイトカインは血糖値を下げ、食欲を抑制してエネルギー消費を促します。有酸素運動では、最初は肝臓に貯蔵しているグリコーゲンが使われ、運動開始15～20分後から脂肪がエネルギーとして使われるとされています。そのためこれまでは、5～10分の運動では役に立たないといわれていました。でも今は研究が進み、その理論は塗り替えられました。

運動中はグリコーゲンが優先的に使われるのですが、同時に脂肪も使われており、グリコーゲンが減るにつれて脂肪の消費が大きくなります。つまり**1回の運動時間が短くても、脂肪はちゃんと消費されている**わけです。有酸素運動は一度に長い時間やっても、数回に分けて細切れにやっても、トータルの運動時間と強度が同じであれば消費カロリーは同じです。隙間時間を活用してこまめに有酸素運動を取り入れていきたいですね。

やわらかい体は太りにくい ストレッチで筋肉の血行促進

外に出るのが面倒……という日は、家でストレッチに取り組んでみましょう。

日常生活では、自分ではいろいろな動きをしているつもりでも、実際には限られた動きしかしていないものです。ということはいつも同じ筋肉しか使っていないということです。一部の筋肉しか使わないと、そのほかの筋肉は血行が悪くなってコチコチに。筋肉の代謝も下がります。

姿勢を保つ抗重力筋である、腹筋、背筋、お尻、ふくらはぎのストレッチをしましょう。次ページを参考に、挑戦してみてください。

抗重力筋ストレッチ

*ゆっくり筋肉を伸ばし、呼吸は止めずに行いましょう。

腹筋を伸ばす

両足を肩幅より広く開いてうつ伏せになり、両手を肩幅よりも広く開いて床を押し、上半身を起こす。ゆっくり呼吸しながら20秒キープ。

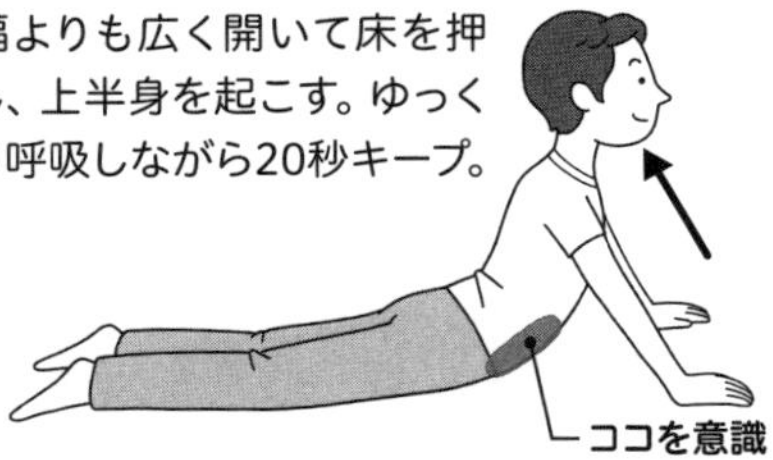

背筋を伸ばす

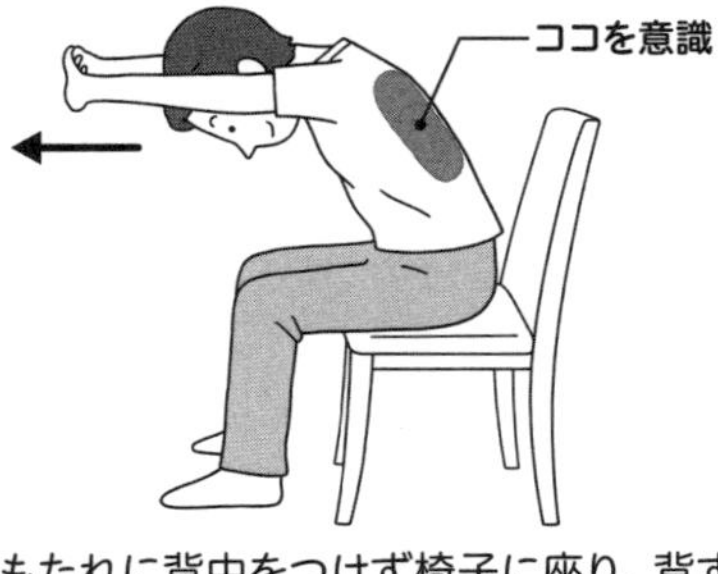

背もたれに背中をつけず椅子に座り、背すじを伸ばす。両手を前で組み手のひらを返しながら前に伸ばすと同時に、おへそを見ながら息を吐き、背中を丸めて20秒キープ。

お尻を伸ばす

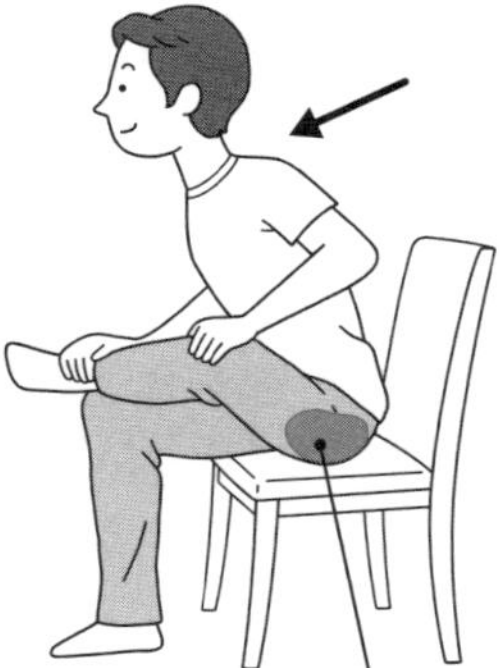

椅子に浅く座り、右足は床につけ、左足首を右ひざの上にのせる。背すじを伸ばし息を吐きながら、上体を前に倒し20秒キープ。左側のお尻が伸びているのを感じて。反対側も同様に行う。

ふくらはぎを伸ばす

壁に両手を伸ばしてつき、右足のかかとを床につけながらしっかり伸ばす。右足のかかとを床につけたまま、両手で壁を押すようにして重心を前方へ移動し20秒キープ。反対側も同様に行う。

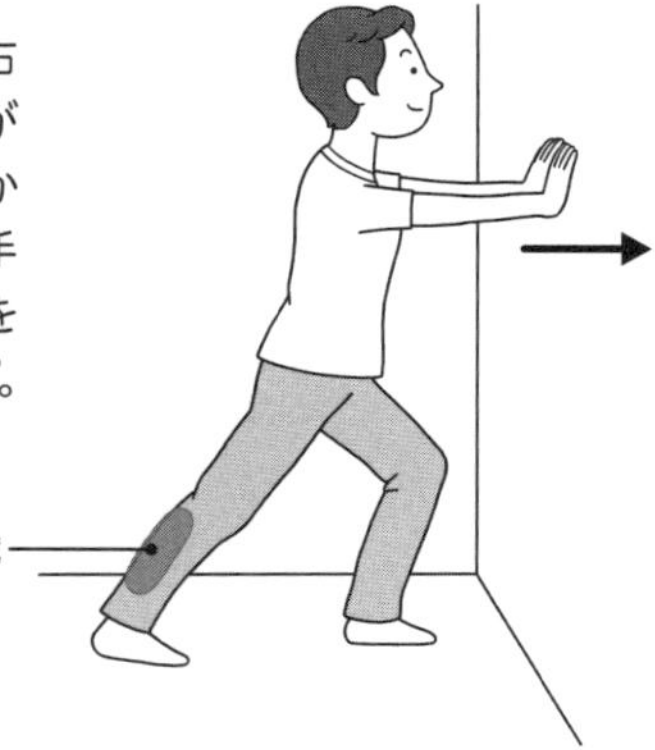

ストレッチは体の柔軟性を高めます。体がやわらかいということは、関節の動く範囲が広いということです。関節まわりには腱や靱帯《じんたい》がありますが、そうした結合組織の柔軟性も高くなるのです。体の柔軟性が低くなると動脈硬化を発症するリスクが高くなり、逆に**体がやわらかいとやせやすい、こうした可能性も指摘されています。**

ストレッチで筋肉が気持ちよく伸びるのを感じられれば、心身ともにリラックスできます。慣れてきたら、毎日の習慣にしましょう。

内臓脂肪を効果的に減らす筋トレの方法

内臓脂肪を減らすためにもうひとつ有効なのが筋トレで、その目的は筋肉の増強です。ここで紹介する筋トレは、体脂肪の燃焼を促す基礎代謝のアップが目的なので、それほどハードなことはしません。

筋トレから得られるメリットは、次の4つです。

①筋肉を増やし、基礎代謝の高い体を作る
②インスリン抵抗性が改善する
③ストレス解消
④体力がつく

筋トレで定期的に体を動かすことで、脂肪の合成を促進する酵素の働きが低下し、結果として筋肉の合成が進みます。すい臓から分泌されるインスリンは、ブドウ糖をせっせと筋肉に取り込むように働くのですが、インスリン抵抗性とはその働きが十分でないことをいいます。運動をすると、インスリン抵抗性は改善されます。

近年、筋肉から「マイオカイン」という物資が分泌されていることがわかり、その研究も進んでいます。マイオカインには、脂肪の分解を促進したり、大腸がんの炎症を抑えるといった働きが報告されています。

●手軽にできる筋トレ・アイソメトリック運動

筋トレには2つの種類があって、腹筋運動や背筋運動、スクワットなどのように関節の曲げ伸ばしがある筋トレと、体を動かさず一定のポジションをキープして負荷をかける「アイソメトリック」いう筋トレがあります。

アイソメトリックとは、壁や机など動かないものを力一杯押す、手と手、足と足を押し付け合うといった運動です。瞬間的に最大筋力を発揮することで効率よく筋肉を鍛えることができます。自重ででき、筋肉痛になりにくく、関節も痛めません。

筋トレ自体は筋肉をつけるための運動で、脂肪燃焼効果はあまり期待できません。しかし**有酸素運動の前に行うことで、脂肪燃焼効果を高めることができます。**筋トレをすると骨や筋肉を強くする成長ホルモンが分泌され、中性脂肪が分解されて血中に脂肪酸が放出されます。このときに有酸素運動を行うと、脂肪酸がエネルギー源として使われます。筋トレを取り入れたほうが、有酸素運動だけを行うよりも脂肪は燃焼されやすくなります。**筋トレ→ウォーキング（その場足踏み）の組み合わせは内臓脂肪を減らす最強の組み合わせです。**

●筋トレで鍛えるべきは広背筋だった

では、筋トレの実践編です。人間の体には大小さまざまな筋肉がありますが、代謝を上げるには、大きな筋肉を鍛えることです。次ページのイラストは、アプローチしたい大きな筋肉です。

おすすめは、背中にある広背筋《こうはいきん》の筋トレです。下半身は歩いたり、立ったり座ったりといった日常動作で必ず使う筋肉ですが、上半身を大きく使うことはほとんどありません。筋肉の細胞が活性化されにくいので衰えやすいのです。ですから、まずは**上半身から鍛えましょう**。

232ページから広背筋を強くする筋トレ3種類を紹介しました。広背筋を鍛えつつ、下半身も同時に鍛えられます。また、238ページからは手軽にできるアイソメトリック運動6種類を取り上げました。全てを毎日やる必要はありません。できそうなものからトライしてみてください。

鍛えておきたいおもな筋肉

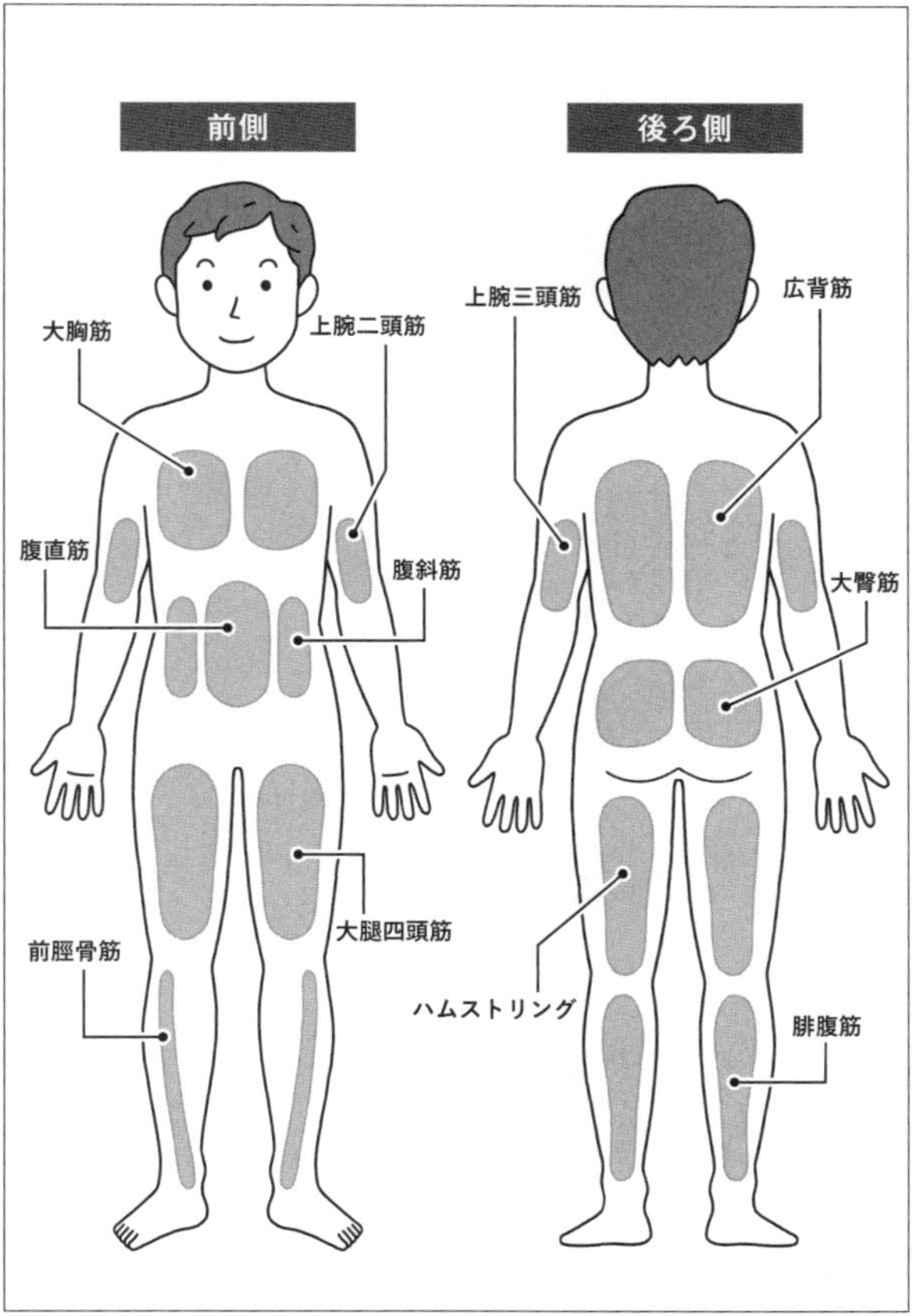

ラク筋トレ 1

土田式8の字運動

私の一押しエクササイズ。広背筋に加え、腹斜筋《ふくしゃきん》という脇腹の筋肉も一緒に刺激できます。動作は簡単。両腕を前に伸ばして8の字を描くだけ。道具も必要ないので手軽に取り組めます。筋肉を意識してゆっくり行うのがポイント。体幹が安定するので姿勢がよくなり代謝もアップ。

お腹引き締め効果も期待できます。

ここを鍛えています!

広背筋・腹斜筋

回数の目安

10秒×20回

1日3セット

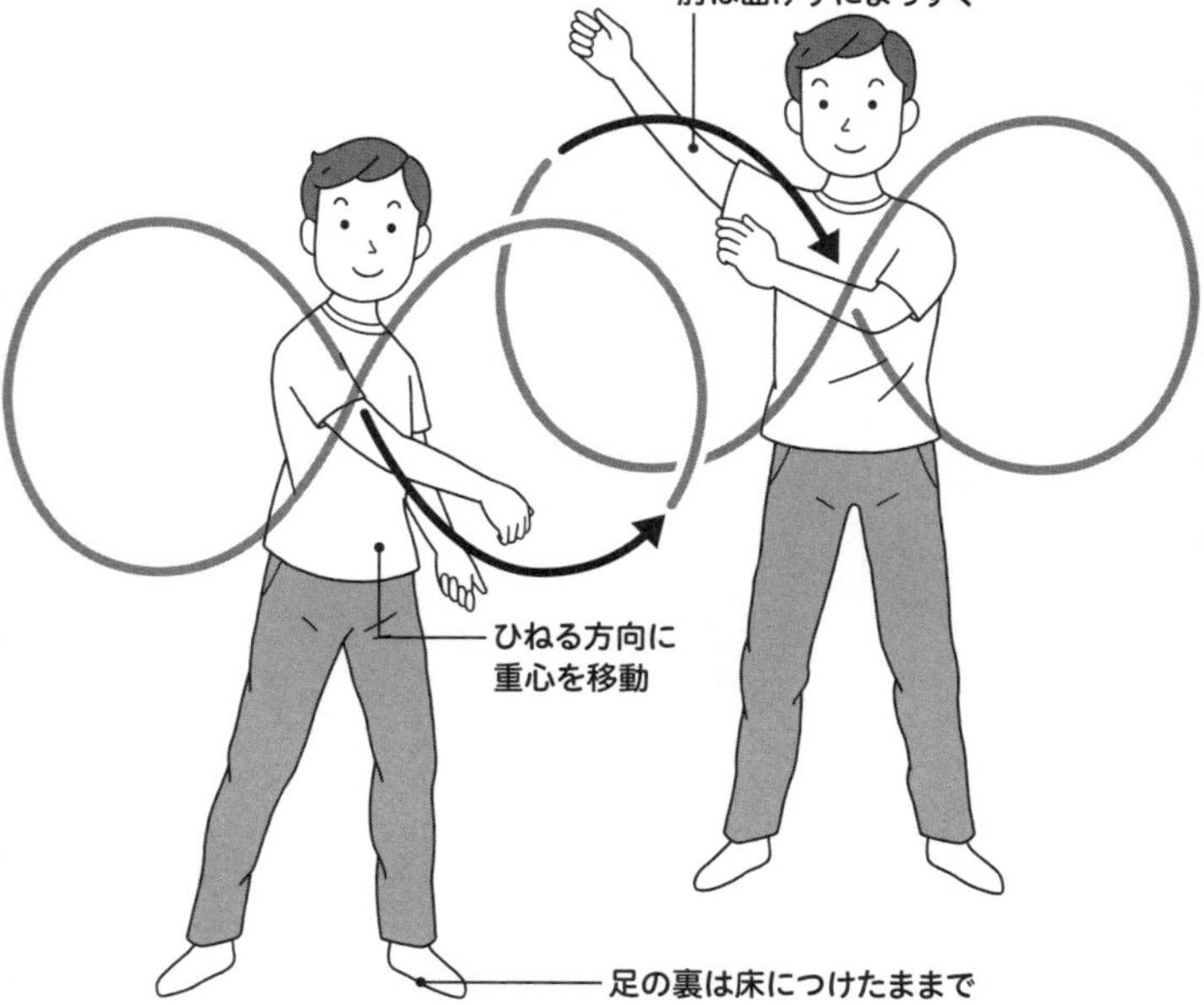
肘は曲げずにまっすぐ
ひねる方向に
重心を移動
足の裏は床につけたままで

❶ 足を肩幅に開いて立つ。

❷ 両手を右斜め上に振り上げる。

❸ 顔は前に向け、両手が左斜め下に来たら体を左へひねるようにする。

❹ 両手を左斜め上→右斜め下へと動かし、両手が右斜め下に来たら体を右へひねる。

❺ ❶〜❹の動きを10秒かけてゆっくり行い、8の字を1回描く。

ラク筋トレ

2

大胸筋持ち上げ運動

広背筋と大胸筋を鍛え、体の前後のバランスを整える運動です。背すじが伸びた姿勢がとりやすくなり、歩行も安定します。代謝も高まり内臓脂肪もダウン。そのほか、肩こりの解消や、猫背・巻き肩の改善などにも効果的です。手のひらを開いて正面に向けて行うと負荷が高まるので、慣れたらトライしてみましょう。

ここを鍛えています！

広背筋・大胸筋

回数の目安

15回

1日2～3セット

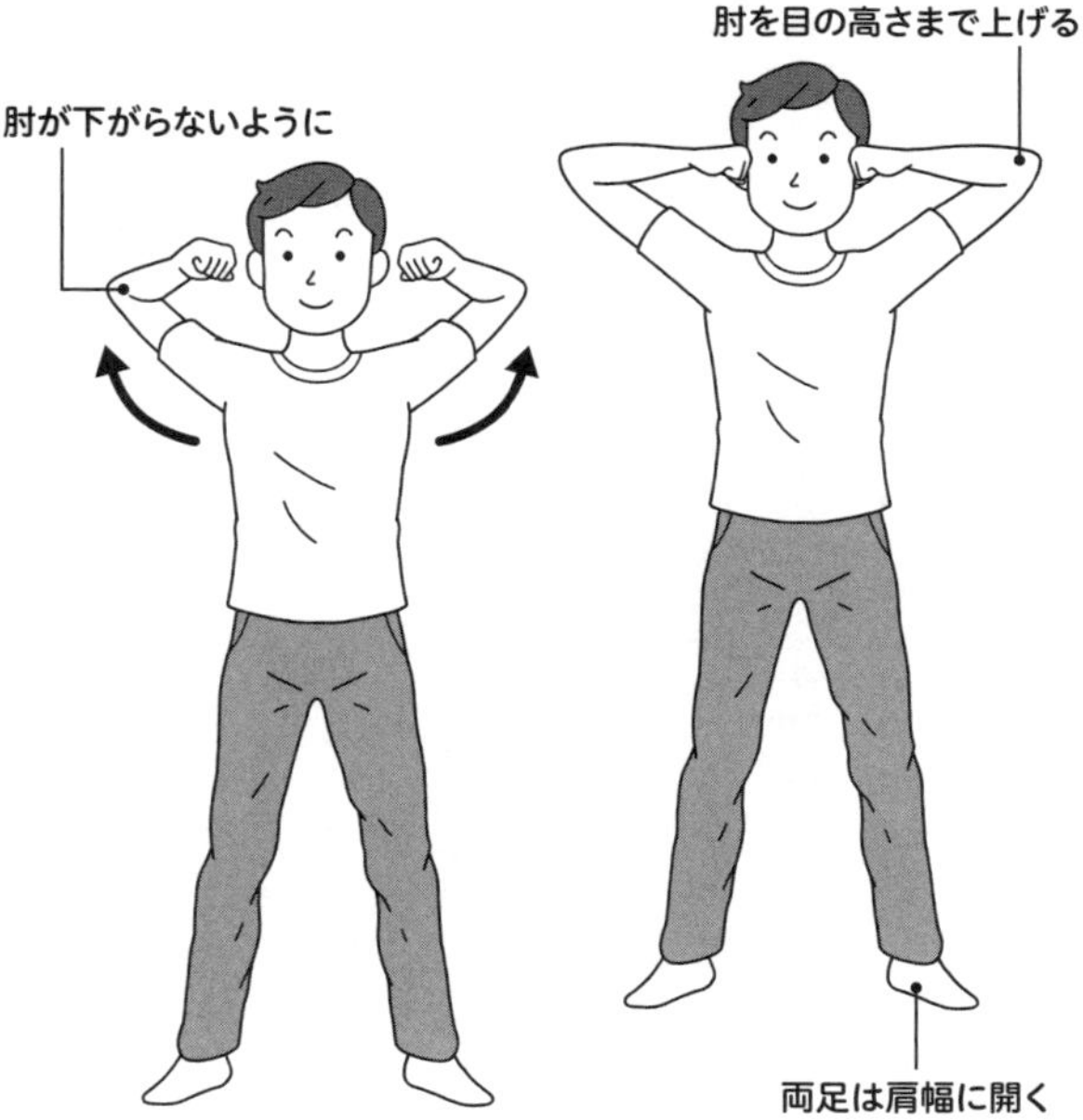

❶ 足を肩幅に開いて立ち、手は軽く握り、両肘を広げて目の高さまで上げる。

❷ 息を吸いながら、両肘を後ろに引いて肩甲骨を寄せて3秒キープ。

❸ 息を吐きながら、両肘をもとに戻す。これを15回繰り返す。

ラク筋トレ 3

テーブルスクワット

広背筋と大腿四頭筋《だいたいしとうきん》を同時に鍛える運動です。大腿四頭筋は太ももの前の筋肉で、立ち上がるときに使う筋肉。テーブルに手をついて行うことで転倒の危険がなく、関節を痛める心配もありません。大腿四頭筋を鍛えるとひざへの負担が減り、ひざ痛も軽減します。慣れてきたら、足幅をやや広げ、負荷を高めてみましょう。

ここを鍛えています！

広背筋・大腿四頭筋

回数の目安

15回

1日1セット

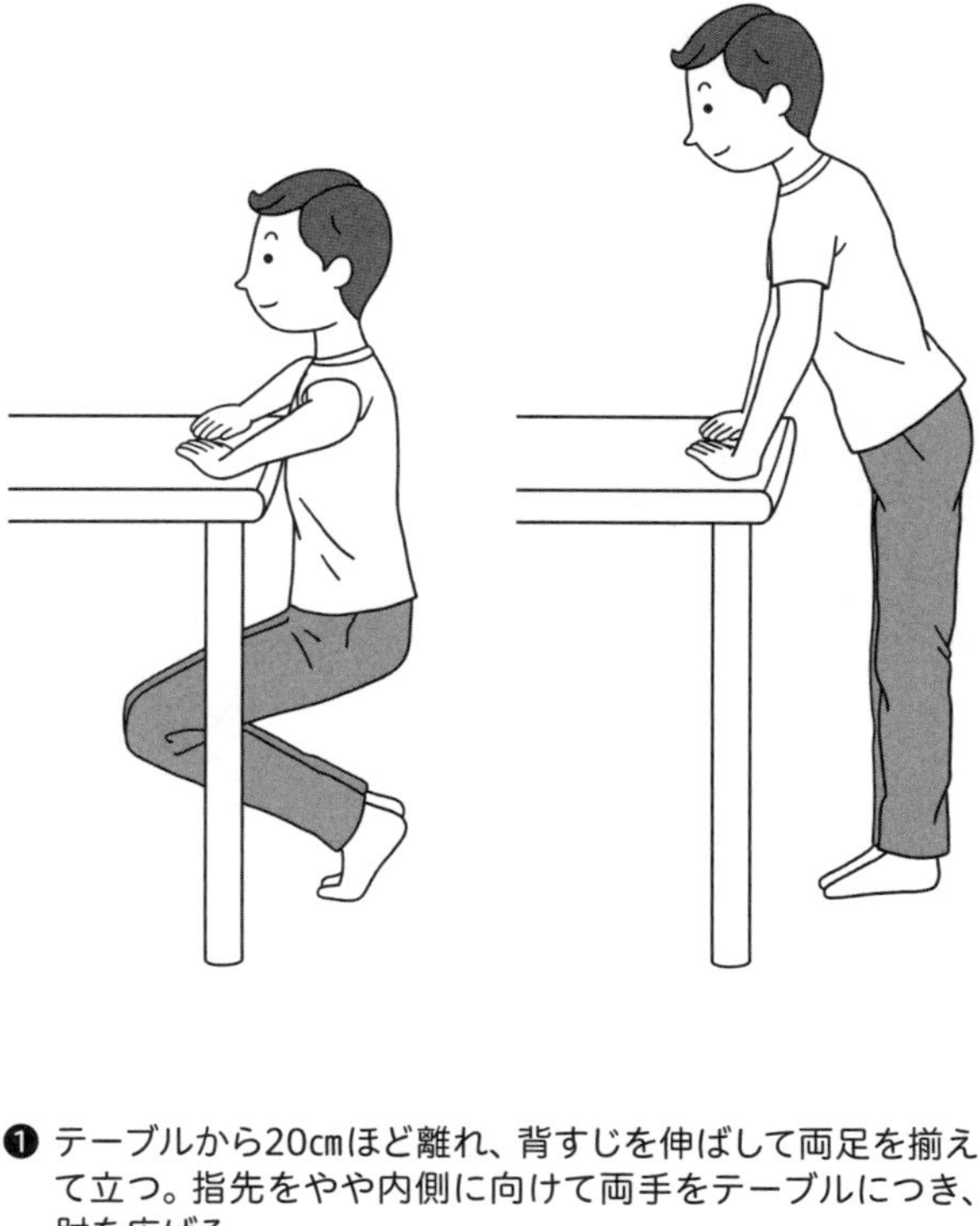

❶ テーブルから20㎝ほど離れ、背すじを伸ばして両足を揃えて立つ。指先をやや内側に向けて両手をテーブルにつき、肘を広げる。

❷ 2秒かけて両ひざをテーブルの下に入れるように曲げ、体をゆっくり下ろす。

❸ 2秒かけて体をもとの姿勢に戻す。これを15回繰り返す。

ラク筋トレ 4 両足タオル引き運動

ここを鍛えています！

背中・腰

回数の目安

10秒×10回

1日1セット

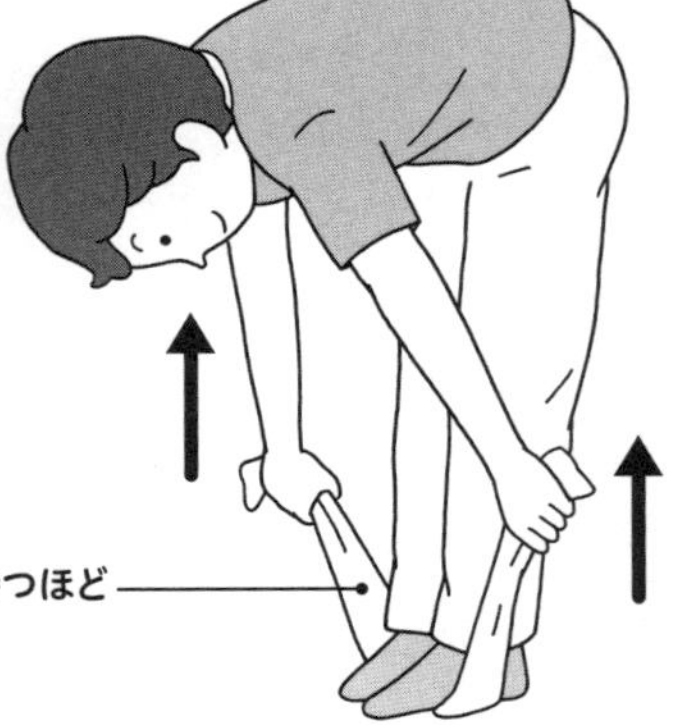

タオルの両端をつかみ、ひざを曲げずに前かがみになる。タオルの真ん中を両足で踏みつけ、10秒かけて両手でゆっくりタオルを引き上げる。

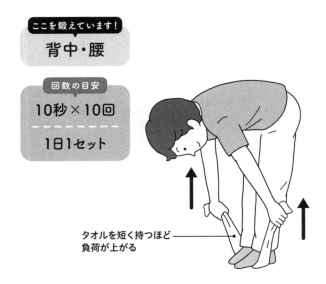

ラク筋トレ 5

下腹伸ばし運動

ここを鍛えています！

お腹

回数の目安

1分×1回

1日1セット

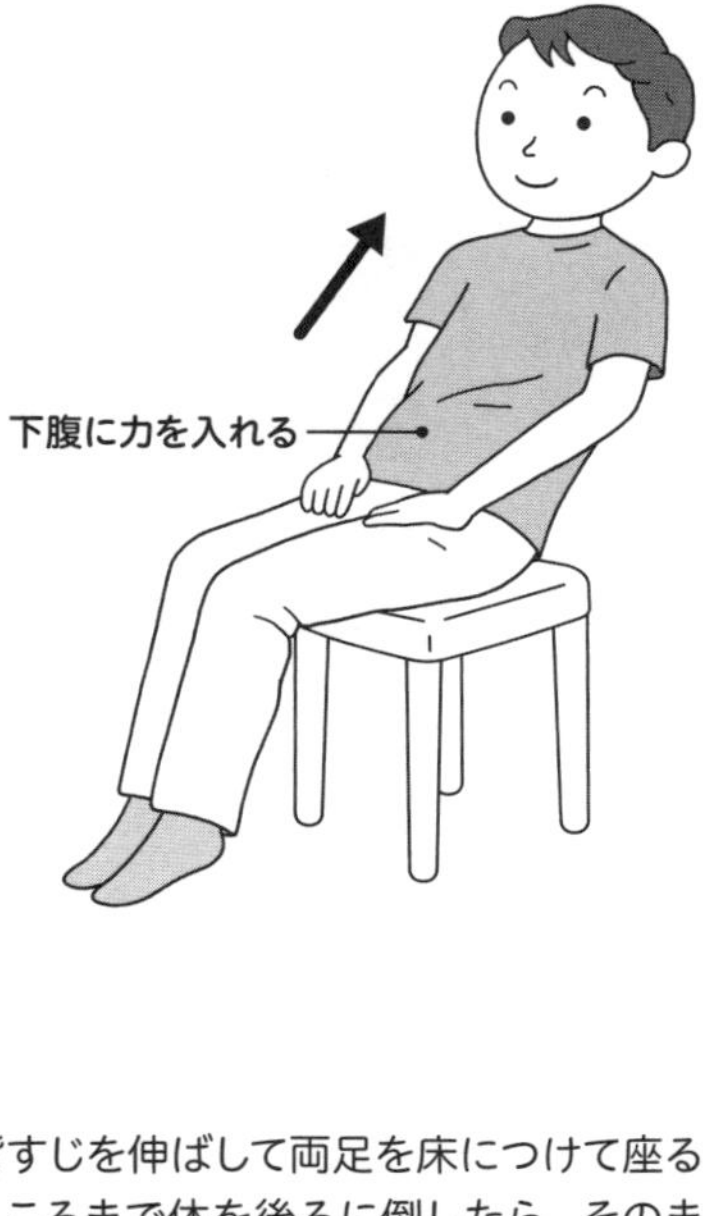

背もたれのない椅子に背すじを伸ばして両足を床につけて座る。お腹がぶるぶる震えるところまで体を後ろに倒したら、そのまま1分キープ。下腹に力を入れ、腰は反らないように。

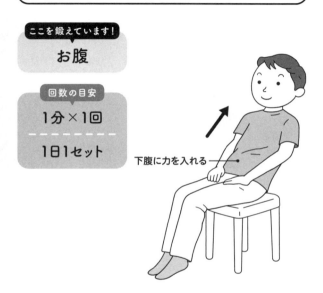

ラク筋トレ 6

足裏壁キック運動

ここを鍛えています！

お尻

回数の目安

1分×1回ずつ

1日1セット

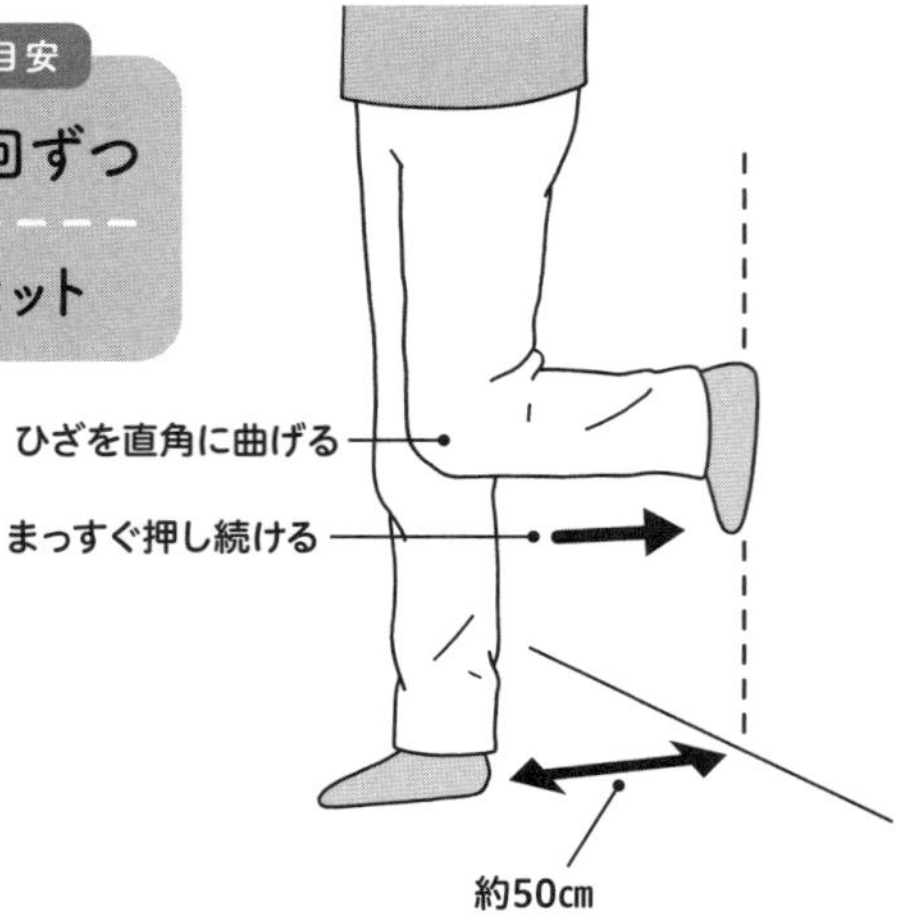

壁に背中を向けて立つ。片方のひざを直角に曲げて足裏を壁につけ、蹴るようにまっすぐ1分間押し続ける。両内ももをつけるようにして姿勢は崩さないように。両足で1セット。

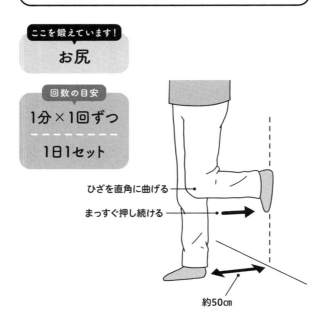

ラク筋トレ 7　両手引っ張り運動

ここを鍛えています！

腕・背中

回数の目安

10秒×6回

1日1セット

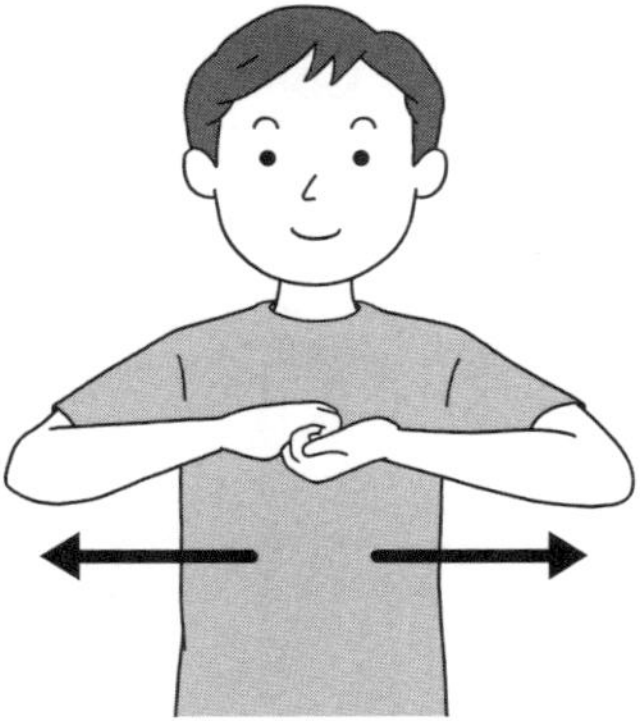

背すじを伸ばして胸を張り、胸の前で両手を組み、10秒間左右に引っ張り合う。このとき背中を意識！　左右の肩甲骨を中央に寄せるようにする。

ラク筋トレ 8

両手押し合い運動

ここを鍛えています！

胸

回数の目安

10秒×6回

1日1セット

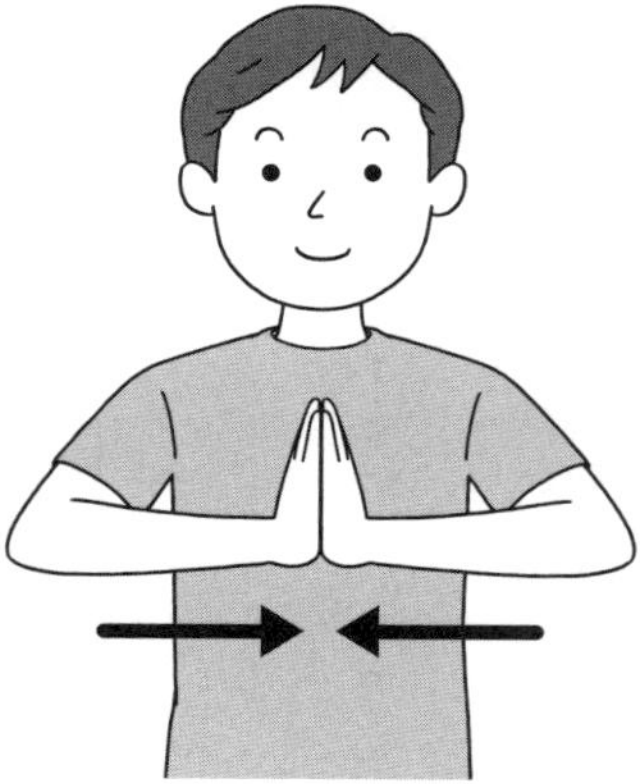

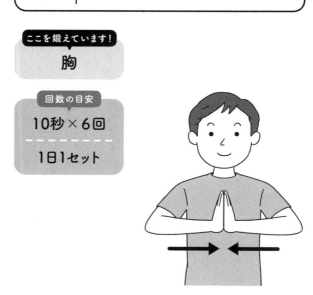

背すじを伸ばして胸を張り、胸の前で両手のひらを合わせて10秒間押し合う。

ラク筋トレ 9

足裏押し合い運動

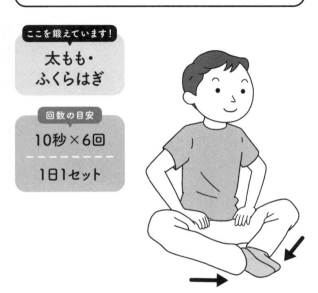

ここを鍛えています！

太もも・ふくらはぎ

回数の目安

10秒×6回

1日1セット

背すじを伸ばして床に座り、両足裏を合わせて10秒間押し合う。

負荷の軽いものから重いものへ1週間プログラムからスタート

どんな運動をすればいいのかはわかった、では具体的にどう進めればいいのでしょうか。運動が苦手、運動嫌いという人にもまずは体を動かすことに気軽に取り組んでいただけるように考案したのが、次のプログラムです。

これは、**日常生活で動く習慣をつけるための第一歩。**要は座ってばかりいないで動きましょうということです。負荷の軽い家事から順番に、少しずつ負荷の高い家事に取り組んでいきます。まずは1週間続けてみましょう。1日に複数の家事に取り組んでもOKです。

〈家事運動1週間プログラム〉

月／衣類にアイロンをかける
火／乾いた洗濯物を取り込んで畳む、あるいはごみを捨てに行く
水／食事後にテーブルを片づけ、お皿を洗う
木／掃除機をかける、あるいは食材を洗ったり、切ったり、調理をしたりする
金／浴室や浴槽を掃除する、あるいは床の拭き掃除をする
土／ベランダの掃き掃除をする、あるいは洗い終えた洗濯物を干す
日／自転車に乗って買い物に行く

1週間も続けると、家事に体が慣れてきます。日常の中で動くことが普通になってくると楽に体が動くようになります。次は、家事よりも負荷の高い「ながら運動」にまずは1週間トライしてみましょう。プログラムは

次の通りです。

〈ながら運動1週間プログラム〉

月／姿勢をよくしてテレビを見る
火／椅子に座っているときは太ももを閉じる
水／歯磨き中や食器洗い中に、お尻を引き締めつま先立ちをする
木／足の間にタオルを挟んで落とさないように歯磨きする
金／電車の中ではつま先立ちをする
土／大股で歩いたり、早歩きする
日／腕を速く動かしながら窓拭きをする

家事運動→ながら運動と負荷を上げてきました。動くことに体が慣れてきたら、散歩、ストレッチなど、運動をする時間を日常生活に取り入れて

みてください。散歩やウォーキングなどの有酸素運動からはじめてもいいですし、次にあげるラク筋トレ＋有酸素運動の組み合わせにトライしてもいいですね。

紹介したラク筋トレは、自分の好みの運動を選んで行えばいいのですが、目安として、効率よく内臓脂肪を燃やすためには、筋トレと有酸素運動を組み合わせるのがおすすめ。ラク筋トレ＋有酸素運動の1週間プログラムは次の通りです。

〈ラク筋トレ＋有酸素運動1週間プログラム〉

月／土田式8の字運動＋ウォーキングまたはその場足踏み5分以上
火／大胸筋持ち上げ運動＋ウォーキングまたはその場足踏み5分以上
水／テーブルスクワット＋ウォーキングまたはその場足踏み5分以上
木／下腹伸ばし運動＋ウォーキングまたはその場足踏み10分以上

金／足裏押し合い運動＋ウォーキングまたはその場足踏み10分以上
土／足裏壁キック運動＋ウォーキングまたはその場足踏み15分以上
日／両手押し合い運動＋ウォーキングまたはその場足踏み15分以上

ウォーキングもその場足踏みの場合も、続けてできない場合は細切れで行い、合計時間でカウントして問題ありません。有酸素運動だけ、あるいは筋トレだけでもOK。筋トレをするときは呼吸は止めないように行ってください。

プログラムをこなすのではなく、体を動かすことが肝心ですので、無理は禁物。途中でやめても問題ありません。

巻末に「内臓脂肪ダイエットの食事・運動記録シート」を掲載しています。毎日の食事や運動の記録に役立ててください。

運動するときに気をつけたいこと　無理せず、やめる勇気も必要

運動習慣のない人がいきなり運動をはじめると、転倒したり筋肉痛になったりとトラブルに見舞われることがあります。安全に運動を継続するためにも、次のことに気をつけて運動をするようにしてください。

●準備体操&整理体操をする

運動をするときは、いきなりはじめず準備体操をしてからにします。準備体操は、ひざの屈伸、浅い伸脚、アキレス腱伸ばし、手首・足首・首・肩を回す、両手を上げてつま先立ちで背伸びをするなど。準備運動では

ゆっくり筋肉を伸ばしてキープするのではなく、軽い反動をつけながら筋肉を伸ばします。よく体育の授業などで「1、2、3、4」と声を出し、少し反動をつけながらひざの屈伸運動や脇腹を伸ばす運動をした記憶はありませんか。そのイメージで、リズミカルに反動をつけて行うストレッチをします。

突然運動をはじめると心臓に負担がかかります。冬は特に体がかたくなっているので、急に体を動かせばケガのリスクを高めます。

ウォーキングでは、はじめはゆっくり歩き、徐々にスピードを上げていきます。歩き終わる際は急に止まるのはやめましょう。ゆっくりとした歩行に切り替え、息を整えてから終了します。

運動が終わったら、使った筋肉をリラックスさせるために関節や筋肉をゆっくり伸ばす整理体操をしましょう。準備体操と同じ運動でOKですが、ゆっくりと筋肉を伸ばせるところまで伸ばして10～20秒キープします。

●無理はしない

無理な運動は心臓に負担をかけるだけでなく、筋肉を疲労させてケガのもとに。体がだるく感じる、前日の疲れが残っている、病み上がりで体調がいまいち、二日酔いで頭が痛いなど、**体調がいつもと違うときは無理に運動はしないでください。**運動中に、めまいがする、冷や汗が出る、胸が締めつけられるような感じがする、急に胸がどきどきしたり、いつもと違う動悸がするときはすぐに運動を中止してください。

●食事直後の運動は避ける

食事をした直後は消化のために血液が胃に集中します。すぐに運動をはじめると血液が筋肉に集中し胃腸に向かわなくなるため、消化不良を招く可能性があります。**食後に運動するときは、30分～1時間くらいたってか**

らにします。

お酒を飲むと平衡感覚や判断力が鈍るため、飲酒後の運動はケガや事故につながる可能性があるので絶対にやめてください。

●水分補給はこまめに

運動を開始する30分～15分前に400㎖程度の水をとるのがおすすめです。運動中にも150㎖程度の水を、15～20分間隔で積極的に摂取します。10℃前後に冷やした水だと水分の吸収を速めます。たくさん汗をかいた場合は塩分（ナトリウム）のほか、マグネシウム、亜鉛、カルシウムなどのミネラルも失われています。これらのミネラルを含む野菜、果物、海藻類、大豆製品などの食材をしっかりとりましょう。

【参考文献】

『納得きちんとダイエット　ムリせず燃やす！　体脂肪』（ナツメ社）土田 隆著
『肥満治療の名医が教える　図解　内臓脂肪がごっそり落ちる食事術』（日本文芸社）土田 隆著
『眠れなくなるほど面白い　図解　体脂肪の話』（日本文芸社）土田 隆監修
『超絵解本　人はなぜ太るのか　減量の科学』（ニュートンプレス）
Newton別冊『肥満のサイエンス』
国立研究開発法人　国立国際医療研究センター肝炎情報センターホームページ https://www.kanen.ncgm.go.jp/index.html
がん情報サービス https://ganjoho.jp/public/index.html
厚生労働省「健康づくりのための睡眠ガイド 2023」

【特典】

次ページの食事・運動記録シートは、下記の二次元コードからダウンロードできます。
パスワード：shibou-otosu

記入の仕方

食事記録は食べ物を記録し、有酸素運動は実践した時間（〇分など）を、筋トレの欄には回数などを記入しましょう。

月　日(　)	月　日(　)	月　日(　)	月　日(　)	月　日(　)
kg	kg	kg	kg	kg
%	%	%	%	%

内臓脂肪ダイエットの食事・運動記録シート

あなたのタイプ ＿＿＿＿＿＿＿＿＿＿＿＿＿＿＿＿

	日付	月　日( )	月　日( )
	体重	kg	kg
	BMI		
	体脂肪率	%	%
食事記録	朝： 昼： 夜：		
筋トレ	土田式8の字運動		
	大胸筋持ち上げ運動		
	テーブルスクワット		
	両足タオル引き運動		
	下腹伸ばし運動		
	足裏壁キック運動		
	両手引っ張り運動		
	両手押し合い運動		
	足裏押し合い運動		
有酸素運動	ウォーキングまたはその場足踏み		
	その他の運動		
コメント			

※コピーを取るか、253ページのQRコードからダウンロード、出力してお使いください。

土田 隆（つちだ・たかし）

よこはま土田メディカルクリニック院長、日本医師会認定産業医、日本スポーツ協会公認スポーツドクター。東邦大学医学部卒業後、東邦大学医療センター大森病院脳神経外科学教室入局。1987年に磯子脳神経外科病院設立と同時に赴任。1989年、同院副院長。1991年、磯子中央病院合併と同時に同院副院長就任。1999年、磯子中央病院健康管理センター発足とともにセンター長を兼任。2011年によこはま土田メディカルクリニックを開設。自身の無理なダイエット経験から予防医療の必要性を実感し、肥満治療専門医として2万5千人以上の患者を診察。メディア出演、講演のほか、『肥満治療の名医が考案　たった2週間で内臓脂肪が落ちる　高野豆腐ダイエット』（アスコム）など著作多数。

Staff　構成・編集協力／和田方子　ブックデザイン／吉村朋子
本文イラスト／瀬川尚志　図版作成／森田千秋（Q.design）　校正／くすのき舎

1週間で体が変わる!
内臓脂肪が気持ちいいほど落ちる本

2024年10月10日　第1刷発行

監　修　土田 隆
発行者　永岡純一
発行所　株式会社永岡書店
〒176-8518
東京都練馬区豊玉上1-7-14
代表 03（3992）5155　編集 03（3992）7191

DTP　センターメディア
印刷　誠宏印刷
製本　コモンズデザイン・ネットワーク

ISBN978-4-522-45427-5 C0176